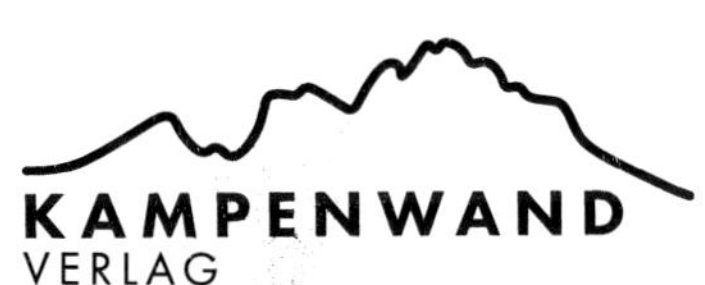
KAMPENWAND
VERLAG

ISBN: 978-3-98660-015-0

Raiffeisenstr. 4 · D-83377 Vachendorf
www.kampenwand-verlag.de

Versand & Vertrieb durch Nova MD GmbH
www.novamd.de · bestellung@novamd.de · +49 (0) 861 166 17 27

Text: Veronika Cohrs
Druck: CUSTOM PRINTING
Wał Miedzeszynski 217, 04-987 Warszawa, Polen

Shutterstock: Ezume Images, TinasDreamworld, baibaz, artem evdokimov, stockcreations, Anna-Mari West, denira, Timolina, Chiociolla, Afanasieva, Kolpakova, Svetlana, zefirchik06, Chatham172, Rishiken, Ildi Papp, Karaidel, MShev

VERONIKA COHRS
ÖKOTROPHOLOGIN

Abnehmen durch Selbstliebe

DIE GLÜCKSFORMEL ZUM ERFOLG

EINFACH
INTERAKTIV
WIRKUNGSVOLL
NACHHALTIG
SCHNELLE REZEPTE

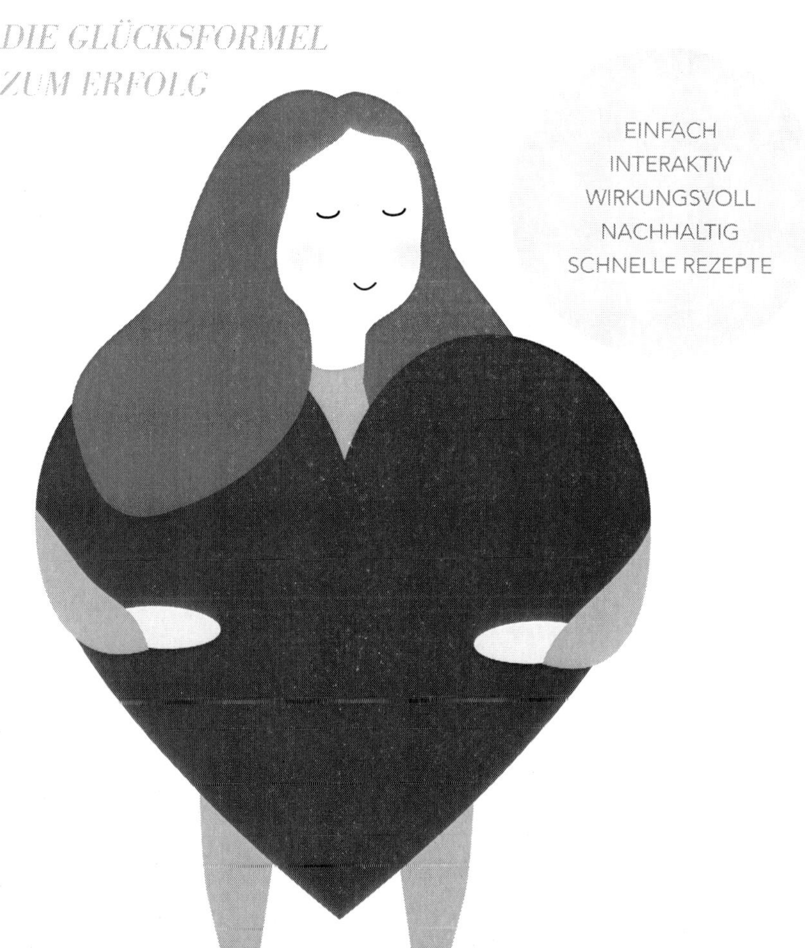

»Die größte Entscheidung deines Lebens liegt darin,
dass du dein Leben ändern kannst,
indem du deine Geisteshaltung änderst.«

Albert Schweitzer

Inhalt

Vorwort

Ich habe schon so viel ausprobiert – alles ohne langfristigen Erfolg – und jetzt weiß ich gar nicht mehr, was richtig ist.« Diese oder ähnliche Aussagen begegneten mir in meinen Sitzungen als studierte und zertifizierte Ernährungstherapeutin tagtäglich. Meist handelte es sich um Menschen, die mit diversen Programmen gute Erfolge feiern konnten, aber nach Abschluss wieder in alte Muster verfielen. Oder sie hielten eine Zeit lang hochmotiviert und diszipliniert eine strenge Diät ein, die aufgrund ihres Energiedefizits natürlich zu einer Gewichtsabnahme führte. Dabei wurde jedoch kein gesundes Essverhalten erlernt, geschweige denn eine Anpassung an individuelle Lebensumstände und Bedürfnisse. Auch Strategien bei Motivationstiefs, Stress und den Verlockungen des Alltags waren fehl am Platz. Es folgten Jo-Jo, Selbstvorwürfe und Frustration!

Wie ist es bei dir? Hast du ähnliche Erfahrungen gemacht und zweifelst, ob du deine Ziele jemals erreichen wirst? Leidest du bereits unter körperlichen Beschwerden oder Begleiterkrankungen? Oder bist du normalgewichtig, hast aber kein entspanntes Verhältnis zum Essen und zu deinem Körper? Dann würde ich dich gerne mit diesem Buch unterstützen.

Was ich herausgefunden habe: Der Erfolg einer Gewichtsreduktion sowie einer positiven Beeinflussung von Essverhalten und ernährungsbedingten Risikofaktoren und Erkrankungen beruht stets auf drei Komponenten:

Zum einen das theoretische ***ERNÄHRUNGSWISSEN***, das in der Beratung vermittelt wird. Viele Diäterprobte besitzen dieses bereits. Mit komplexen Kohlenhydraten und ungesättigten Fettsäuren macht ihnen niemand so schnell etwas vor. Dennoch: Ein grundlegendes Wissen ist die Basis.

Spannend wird es bei der nächsten Komponente: der ***ANWENDUNG*** des Wissens. Hier scheitert es bei einigen, die nicht professionell von einem Experten begleitet werden. Denn nur wenn das erlernte Wissen im Alltag umgesetzt werden kann, stellt sich ein langfristiger Erfolg ein.

Die dritte Komponente ist die Geheimzutat und kann zum entscheidenden Durchbruch führen – nicht nur beim Abnehmen, sondern in allen Bereichen deines Lebens. Ich spreche von der unterschätzten und meist vernachlässigten ***SELBSTLIEBE***. Hast du sie gemeinsam mit der Kraft deiner Gedanken erst einmal als Schlüsselelement erkannt, darfst du gespannt sein, welche Veränderungen sich in deinem Leben vollziehen werden.

Freue dich auf ein kompaktes Werk, in dem ich dir die Erfolgs-Essenzen und Aha-Momente aus meinen Beratungen verrate, verpackt in einer unschlagbaren Erfolgsformel. Und ich lade dich ein, aktiv mitzumachen und Stück für Stück deine eigene, für dich passende Ernährungsweise zu erarbeiten. Und wenn du bei der letzten Seite angekommen bist, darfst du mit Freude und Leichtigkeit sagen: »Ich werde nie wieder eine Diät machen – jetzt kenne ich meinen Weg!«

Viel Spaß beim Lesen, Lieben, Loslassen!
Deine Veronika Cohrs

»Ich spreche von der unterschätzten und meist vernachlässigten Selbstliebe. Hast du sie gemeinsam mit der Kraft deiner Gedanken erst einmal als Schlüsselelement erkannt, darfst du gespannt sein, welche Veränderungen sich in deinem Leben vollziehen werden.«

Veronika Cohrs

Wissen

+ Anwendung

+ Selbstliebe

= **Erfolg**

[w + a + s = e]

Was ist Erfolg!

Basierend auf meinen Erfahrungen als Ernährungstherapeutin habe ich eine Formel definiert, die alle meine Erkenntnisse vereint:

Wissen + Anwendung + Selbstliebe = Erfolg
[w + a + s = e]

Klingt einfach? Ist es auch! Und doch fehlt bei vielen Abnehmwilligen mindestens eine Komponente – und schon ist der Erfolg begrenzt. Die drei Faktoren kommen nämlich nicht ohneeinander aus. Welcher ist dein limitierender Faktor? In den folgenden Kapiteln erhältst du das Rüstzeug für deine persönliche Erfolgsgeschichte. Du besitzt bereits reichlich Ernährungswissen? Dann beginne bei der »Anwendung«. Oder starte direkt bei der »Selbstliebe« und beschäftige dich mit diesem Hintergrund noch einmal mit der »Anwendung« und dem »Wissen«.

Mit meiner Formel und ihren Inhalten will ich dich befähigen, Entscheidungen aus Selbstliebe und Selbstverantwortung zu treffen und eine auf dein Leben abgestimmte Ernährungsweise zu entwickeln, mit der du im Einklang bist und deine Ziele nachhaltig erreichst. Geeignete Strategien helfen dir, auf alle Situationen flexibel zu reagieren und ein entspannteres Essverhalten zu erlernen – ohne strikte Diäten und feste Pläne!

Kapitel I

Wissen ist Macht

Dein Körper – dein Haus

Es ist jedem bekannt, und doch kommt es für manchen überraschend: Du wirst in diesem Leben keinen anderen Körper mehr besitzen. Er ist dein Heim, dein Haus. Er kann vieles ermöglichen, aber auch vieles begrenzen. Kümmere dich gut um ihn, du bist für ihn verantwortlich. Auch wenn du aktuell nichts spürst, heißt das nicht, dass es deinem Körper gut geht. Im Verborgenen können Entzündungen aktiv sein, sich entartete Zellen vermehren, Gefäße verengen, Organe verfetten und Gehirnzellen versteifen – ohne dass du es mitbekommst. Auch das ist kein Geheimnis: Abbauprozesse von Muskeln und Knochen finden bereits ab dem 30. bzw. 40. Lebensjahr statt. Und doch: Unsere Lebenserwartung steigt. Schöne Aussichten?

Warum erzähle ich das? Ich will dir keine Angst machen, sondern nur verdeutlichen: Du hast es in der Hand – maßgeblich durch deinen Lebensstil – wie gut es deinem Körper geht und in welchem Zustand du alterst. Und falls du nun denkst: »Aber das ist doch ein Abnehmbuch?«, beschäftige dich umso intensiver mit diesem Kapitel. Denn darum geht es: Ob dein Körper dick oder dünn ist, wird dir gleichgültig sein, wenn du krank, geschwächt und freudlos bist.

Betrachte eine gesunde Lebensweise daher aus einem anderen Blickwinkel: Gesunde Ernährung ist kein notwendiges Übel, das man auf sich nehmen muss, um Gewicht zu verlieren. Gesunde Ernährung ist ein Geschenk, weil du dadurch über deine Lebensqualität entscheiden darfst! Du hast die Möglichkeit, Nahrungsmittel auszuwählen, die deinem Körper dienlich sind? Gratulation, dann gehörst du zu den Menschen, die beeinflussen können, wie gesund sie sind und in welchem Ausmaß sie ernährungsbedingte Beschwerden und Krankheiten haben müssen.

Oft höre ich auch Sätze wie: »Mein Partner und Kind sind schlank, die müssen sich ja nicht gesund ernähren.« Dies ist eine falsche Annahme. Denn eine ungünstige Ernährungsweise kann bei Normalgewichtigen genauso Herzinfarkt, entzündliche Erkrankungen und Krebs verursachen. Anhand des Lebensstils kann man abschätzen, wie es im Inneren eines Menschen aussieht. So nimmt die Zahl an »TOFIs« (thin outside – fat inside) zu: Das sind äußerlich schlanke Personen, die eine geringe Muskelmasse und einen hohen inneren Körperfettanteil – zwischen und an den Organen im Bauchraum – aufweisen. Gerade bei einer Leberverfettung besteht ein hohes Risiko für einen Diabetes Typ 2. Doch meist werden die Erkrankungen erst erkannt, wenn ernste Symptome auftreten, wodurch eine hohe Dunkelziffer besteht. Und bei Kindern sollte außer Frage stehen, dass sie alle notwendigen Nährstoffe für eine optimale Entwicklung erhalten sollten. Ganz zu schweigen von der Tatsache, dass in der Kindheit die Grundsteine für das spätere Essverhalten gelegt werden.

Gesunde Ernährung ist somit für jeden Menschen relevant – egal ob du schlank oder mollig veranlagt bist, ob du breiter oder schmäler gebaut bist. Problematisch ist vor allem ein erhöhter Fettanteil in der Bauchhöhle und um die Organe, auch viszerales Fettgewebe genannt. Dieses produziert entzündungsaktive Stoffe, welche das Risiko für zahlreiche chronische Krankheiten erhöhen.

Aha-Effekt

Ein gesunder Lebensstil rüstet deinen Körper mit starken Abwehrkräften und intakten Gefäßen, Zellen und Organen! Du kannst jederzeit präventiv oder therapeutisch auf deinen Körper – dein Haus – einwirken. Neben der Lebensweise spielen genetische und psychosomatische Faktoren eine Rolle. Mit deiner Ernährung hast du aber großen Einfluss auf das Risiko und die Schwere vieler Erkrankungen.

Basiswissen Nährstoffe – was brauchst du?

Die drei Hauptnährstoffe Fette, Kohlenhydrate und Proteine liefern deinem Körper Energie und übernehmen weitere wichtige Aufgaben. Die Mikronährstoffe Vitamine, Mineralstoffe und sekundäre Pflanzenstoffe benötigst du für einen funktionierenden und leistungsfähigen Organismus.

Die Hauptnährstoffe

Kohlenhydrate verbrennt der Körper immer zuerst. Ein Gramm liefert 4 Kilokalorien. Nach ihrer Art und Anzahl an Zuckermolekülen unterscheidet man einfache und komplexe Kohlenhydrate:

Einfachzucker wie Glucose (Traubenzucker) und Fructose (Fruchtzucker) sowie Zweifachzucker wie Saccharose (Haushaltszucker: Glucose und Fructose), Lactose (Milchzucker: Glucose und Galactose) und Maltose (Malzzucker: Glucose und Glucose) werden leicht vom Körper aufgenommen und gehen schnell ins Blut. Infolge von Glucose wird Insulin, das Hormon der Bauchspeicheldrüse, ausgeschüttet. Dieses bewirkt die Aufnahme des Zuckers in die Zellen, wo er in Energie umgewandelt wird. Überschüssiger Blutzucker wird – nach Auffüllung von Reserven in Leber und Muskeln – zu Fett umwandelt und in den Fettdepots gespeichert. Ein rasch angestiegener Blutzuckerspiegel sinkt schnell wieder ab, wodurch bald ein neues Hungergefühl entsteht. Einfachzucker stecken in hohen Mengen in Süßwaren, süßen Getränken, Obst, Zucker, Honig und Sirup.

Vielfachzucker wie Stärke bestehen aus längeren Zuckermolekül-Ketten. Diese müssen erst im Darm gespalten werden. Dadurch gelangen sie langsamer ins Blut. Besonders günstig sind Vollkornprodukte, Hülsenfrüchte und Gemüse, da diese zusätzlich ***Ballaststoffe bzw. Nahrungsfasern*** liefern: Diese unverdaulichen Kohlenhydrate werden nicht vom Körper aufgenommen, sondern wieder ausgeschieden. Sie verlangsamen die Kohlenhydrat-Aufspaltung und halten deine Blutzuckerkurve flacher. Folglich wird weniger Insulin ausgeschüttet und du bleibst länger satt. Auf ihrem Weg durch den Darm binden sie außerdem Giftstoffe, krebsfördernde Stoffe und Cholesterin und schleusen sie aus. Ballaststoffe beugen somit ungünstigen Blutfett- und Blutzuckerwerten sowie deren Folgeerkrankungen vor und fördern deine Darmgesundheit und eine gute Verdauung.

Das »Problem« mit dem Zucker: Abgesehen von seiner »suchtähnlichen« Wirkung überfordert ein dauerhaft hoher Blutzuckerspiegel besonders die Fettzellen. Sie werden größer und beginnen, Entzündungsbotenstoffe zu bilden. Irgendwann stumpfen die entzündeten Fettzellen für die Aufnahme von Glucose ab und werden resistent gegenüber Insulin. Sprechen die Zellen nicht mehr auf das Hormon an oder es wird zu wenig Insulin vom Körper gebildet, entsteht ein Diabetes Typ 2.

Durch die chronischen Entzündungen entstehen außerdem freie Radikale, die Zellen und sogar das Erbgut angreifen können. Zucker in hohen Mengen »verklebt« und schwächt zudem die Proteinfasern im Bindegewebe und kann so – neben Falten oder Cellulite – Schäden an Gelenken, Gefäßen und Organen verursachen.

Aha-Effekt

Wie sich eine Speise auf deinen Blutzuckerspiegel und deine Sättigung auswirkt, hängt neben der Kohlenhydratart und -menge von den gemeinsam verzehrten Ballaststoffen, Fetten und Proteinen ab. Betrachte natürliche Lebensmittel wie ganzes Obst auch anders als industrielle Süßwaren, da du den Zucker gemeinsam mit Nahrungsfasern und wertvollen Mikronährstoffen aufnimmst!

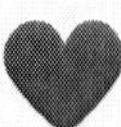

Fette sind notwendig, um die fettlöslichen Vitamine A, D, E und K aufzunehmen. Darüber hinaus dienen sie als Organschutz und Wärmeisolator sowie als Bestandteil von Zellmembranen. Mit 9 Kilokalorien pro Gramm liefern Fette reichlich Energie. Sie werden von den Darmzellen aufgenommen und in die Blutbahn gegeben. Wie sie in deinem Körper wirken, hängt von der Fett-Qualität deiner Nahrung ab: Ungesättigte Fettsäuren – insbesondere »einfach ungesättigte« und Omega-3-Fettsäuren – schützen Herz, Gefäße und Nervenzellen und können Entzündungen in deinem Körper senken. Gesättigte Fettsäuren im Übermaß können sich dagegen ungünstig auf deine Blutfettwerte auswirken und Gehirnzellen versteifen lassen. Ein Zuviel an Omega-6-Fettsäuren konkurriert außerdem mit den Omega-3-Fettsäuren und fördert Entzündungen. Eine Ernährung reich an »guten« Fetten senkt somit das Risiko für Herz- und Gefäßerkrankungen sowie für entzündliche Erkrankungen und trägt zum Erhalt deiner geistigen Gesundheit im Alter bei!

Protein, auch Eiweiß genannt, ist ein Baustoff jeder Körperzelle. Es dient als wichtiges Strukturelement, ist Bestandteil von Hormonen, Enzymen und Gerinnungsfaktoren und für die Bildung von Antikörpern für ein intaktes Immunsystem notwendig. Die Bausteine von Proteinen sind Aminosäuren, wovon einige essentiell, also unentbehrlich sind. Eiweiß liefert pro Gramm 4 Kilokalorien. Es dient aber nur im Bedarfsfall als Energiequelle, z. B. beim Fasten oder einer strengen Diät. Bei einer Gewichtsreduktion ist auf ausreichend Eiweiß zu achten, um einen Abbau von Muskelmasse zu verhindern. Je mehr Muskeln du besitzt, desto höher ist dein Energiebedarf. Proteinreiche Lebensmittel sättigen stark und verhindern Heißhungerattacken.

Mikronährstoffe

Vitamine lassen sich in fettlösliche wie A, D, E, K und wasserlösliche wie Vitamin C und die B-Vitamine einteilen. Sie sind lebensnotwendig für einen funktionierenden Stoffwechsel, eine starke Immunabwehr und ständige Aufbau- und Reparaturprozesse.

Mineralstoffe unterteilt man in Mengenelemente wie Calcium, Kalium und Magnesium sowie in Spurenelemente wie Eisen, Jod und Zink. Sie übernehmen zahlreiche Funktionen im Körper: Unter anderem halten sie den Zelldruck aufrecht und sind Bestandteile des Blutes, von Knochen und Zähnen, Vitaminen und Hormonen.

Sekundäre Pflanzenstoffe

Diese pflanzlichen Verbindungen sind nicht essentiell, haben aber vielfältige positive Effekte auf deine Gesundheit sowie eine risikosenkende Wirkung auf verschiedene Krankheiten: Sie senken Entzündungen, töten Viren und Keime, normalisieren den Blutdruck oder regulieren den Blutzucker. Einige wirken antioxidativ, das heißt, sie machen freie Radikale unschädlich, bevor diese Schäden an Zellen und Erbgut anrichten können. Übrigens: In deinem Körper fallen ständig entartete Zellen an. Doch ein gut ausgestattetes Immunsystem erkennt sie in der Regel frühzeitig! Sekundäre Pflanzenstoffe erhältst du über Obst, Gemüse, Hülsenfrüchte, rohen Kakao, Tee, Kaffee, Nüsse und Vollkornprodukte – Bio-Produkte weisen einen besonders hohen Gehalt auf.

Aha-Effekt

Beschäftige dich mehr damit, wie deine Nahrung im Körper wirkt! Gute Fette senken Entzündungen und schützen Hirn und Gefäße. Hochwertiges Eiweiß erhält deine Muskelmasse. Ballaststoffe sorgen für einen ausgeglichenen Blutzuckerspiegel und einen gesunden Darm. Vitamine und Mineralstoffe sind essentiell für einen funktionierenden Stoffwechsel und sekundäre Pflanzenstoffe stärken dein Immunsystem.

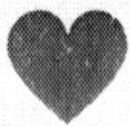

Woher bekommst du die Nährstoffe?

Vitamine, Mineralstoffe und sekundäre Pflanzenstoffe erhältst du durch einen hohen Obst- und Gemüsekonsum. Die Empfehlung »5 am Tag« steht für 2 Portionen Obst und 3 Portionen Gemüse, das sind bei Erwachsenen ca. 250 g Obst und 400 g Gemüse. Eine Portion entspricht einer Handvoll, z. B. einem Apfel, oder – bei Kleinstückigem oder Zerkleinertem – zwei Händen zur Schale gehalten. Mit dieser Menge deckst du deinen täglichen Bedarf an wichtigen Mikronährstoffen und schützenden Pflanzenstoffen. Aber auch sättigende und darmgesunde Nahrungsfasern stecken in Obst und Gemüse. Sie sind daher optimale Magenfüller und außerdem gute Flüssigkeitslieferanten!

Genieße Obst beim Frühstück bzw. deiner ersten Mahlzeit, um nährstoffreich in den Tag starten, oder als Dessert nach dem Mittagessen. Gemüse kannst du ebenfalls bei jeder oder allen übrigen Mahlzeiten einbauen, ob roh, als Salat oder Suppe, gedünstet oder gebacken. Du verträgst Obst schlechter? Dann verzehre mehr Gemüse! Hauptsache, du versorgst deinen Körper mit reichlich Vitalstoffen – auch um Säuren zu neutralisieren.

Denn eine pflanzliche, mineralstoffreiche Ernährung – unter anderem mit Kalium, Calcium und Magnesium – spielt eine große Rolle für einen intakten ***Säure-Basen-Haushalt.*** Dein Körper verfügt zwar über eigene Regulationsmechanismen, bei einer ungünstigen Lebensweise werden diese aber stark belastet. Folgen einer Übersäuerung sind entzündliche Prozesse, Kopfschmerzen, Hautprobleme oder eine geschwächte Immunabwehr. Zudem versucht der Körper den Säureüberschuss mit eigenen basischen Mineralstoff-Vorräten aus Knochen, Zähnen, Haarwurzeln und Bindegewebe zu kompensieren, was Nährstoffmängel verursacht. Sauer wirken vor allem tierische Proteine, Weißmehl, Zucker, Zusatzstoffe, Softdrinks,

Alkohol, einige Medikamente und Rauchen. Auch beim Abnehmen entstehen saure Abbauprodukte. Der Säureanstieg bremst wiederum den Fettabbau, wodurch basische Mineralstoffe für eine nachhaltige Gewichtsabnahme besonders wichtig sind! Basenbildendes Obst und Gemüse kann sauer verstoffwechselte Lebensmittel ausgleichen und einer Übersäuerung entgegenwirken. Basen erhöhen damit deinen Abnehmerfolg und reduzieren Entzündungen – die Ursache vieler Erkrankungen. Lasse dich aber nicht vom Namen beirren: Auch wenn Zitronen sauer schmecken und Fruchtsäuren enthalten, ihre Wirkung im Körper ist basisch! Basisch wirken neben Obst und Gemüse vor allem Kräuter, Sprossen, Pilze, Algen, Mandeln, Gewürze, Kräutertee und naturtrüber Apfelessig.

Komplexe Kohlenhydrate liefern Kartoffeln und Getreideprodukte wie Brot, Nudeln oder Reis. Günstig für einen ausgeglichenen Blutzuckerspiegel und eine lange Sättigung sind Vollkornprodukte: Bei diesen wird das gesamte Getreidekorn mit seinen Randschichten gemahlen, welche reich an Ballast- und Mineralstoffen sind. Weißmehlprodukte enthalten dagegen nur den Stärkekörper und damit hauptsächlich »leere« Energie und sättigen nicht lange. Bei der Getreideart ist Dinkel besonders empfehlenswert: Diese Urart des modernen Weizens ist sehr bekömmlich und wird von vielen Menschen mit Darmproblemen besser vertragen. Zudem liefert er mehr essentielle Aminosäuren und Mineralstoffe als Weizen. Ein regionales Superfood ist auch der Hafer: Er steckt voller Ballaststoffe, Proteine und Mineralstoffe – bei ungünstigen Blutfett- und Blutzuckerwerten oder einer Insulinresistenz ein absolutes Muss! Haferflocken lassen sich ideal mit geschroteten Leinsamen kombinieren, der heimischen Alternative zu Chia. Neben ihren darmanregenden Schleimstoffen sind sie eine hervorragende Quelle für entzündungshemmendes Leinöl und hochwertiges Eiweiß. Auch Hirse, ein kleinkörniges glutenfreies Getreide, und Hülsenfrüchte wie Erbsen, Linsen, Kidneybohnen und Kichererbsen kannst du als wertvolle Ballaststoff- und Mikronährstofflieferanten neu entdecken!

Freie bzw. zugesetzte Zucker in Süßwaren, Fertigprodukten, Aufstrichen und süßen Getränken, aber auch natürliche Zucker in Fruchtsäften, Honig und Sirup sollten täglich maximal 25–50 g ausmachen. Je weniger, desto besser. Der in Obst, Gemüse und Milchprodukten natürlicherweise vorkommende Zucker wird hier nicht mitgerechnet.

Problematisch ist besonders der in der Industrie eingesetzte Zucker: Da Fructose billiger produzierbar und fast doppelt so süß ist wie Glucose, wird ihr Anteil oft erhöht. In der Zutatenliste ist dann z. B. »Fructose-Glucose-Sirup« oder auf dem Produkt eine Aufschrift wie »mit der Süße aus Früchten« zu lesen. Doch gerade eine übermäßige Fructose-Aufnahme durch gesüßte Getränke oder Süßwaren begünstigt die Entwicklung von Fettstoffwechselstörungen, Fettleber und Diabetes Typ 2. Denn Fructose wird insulinunabhängig in der Leber verarbeitet und bei hohem Verzehr zu Fett umgebaut. Bei Bedarf wird sie aber auch zu Glucose umgewandelt. Fruchtzucker als Industriezucker ist somit – wie andere Zucker – in großen Mengen nicht gut für deinen Körper.

Achte daher auf deinen »freien Zucker«-Konsum, es gilt: Die Menge macht das Gift. Halte dich überwiegend an gering verarbeitete Produkte und sieh industrielle zuckerreiche Produkte als Ausnahme oder etwas Besonderes. Verzichte jedoch keinesfalls aus »Zuckerangst« auf ganzes Obst, das viele Vital- und Ballaststoffe liefert.

Aha-Effekt

In der Zutatenliste sind alle eingesetzten Zutaten in absteigender Reihenfolge gelistet. Steht Zucker an erster Stelle, ist er überwiegend im Produkt enthalten. Er kann aber auch auf verschiedene Zuckerarten verteilt sein, z. B. Saccharose, Fructose, Dextrose, Glucosesirup

Bei den Nährwertangaben ist der gesamte Zuckergehalt – der natürlich enthaltene sowie der zugesetzte – zusammengefasst angegeben.

Merke: 3 g Zucker entsprechen 1 Würfelzucker!

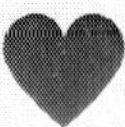

»Gute« Fette erhältst du durch pflanzliche Öle – empfehlenswert aufgrund ihrer Fettsäurezusammensetzung sind Rapsöl, Olivenöl, Walnussöl und Leinöl. Des Weiteren liefern Algen und fetter Fisch (Lachs, Makrele, Hering und Thunfisch) sowie Nüsse, Samen und Kerne (u. a. Walnüsse, Mandeln, Cashews, Leinsamen und Kürbiskerne) reichlich ungesättigte Fette.

Tierische Produkte wie Butter, Sahne, fettreiche Käse-, Fleisch- und Wurstsorten enthalten dagegen mehr gesättigte und Omega-6-Fettsäuren, die sich im Übermaß ungünstig auf Blutfettwerte bzw. Entzündungsprozesse auswirken können. Auch in käuflichen Süß-, Fertig- und Backwaren, Knabberartikeln, Blätterteig, Palmöl, Fast Food und frittierten Speisen stecken gesättigte oder gehärtete Fette. Genieße diese Lebensmittel in Maßen. Bei Milch- und Fleischprodukten kannst du auch zu fettärmeren Varianten wie magerem Schinken, Filet, Geflügel, Naturjoghurt, Magerquark und körnigem Frischkäse greifen. Als Brotaufstrich, Dip, zum Kochen und Backen eignen sich zudem vegane Alternativen wie Nussmuse, Streichcremes aus Gemüse oder Hülsenfrüchten, hochwertige Margarinen oder Hafercreme (pflanzliche Sahne).

Eiweiß steckt in tierischen Lebensmitteln wie (magerem) Fleisch, Fisch, Milchprodukten und Eiern. Unterschätze aber die pflanzlichen Proteinlieferanten nicht: Hülsenfrüchte wie Erbsen, Bohnen und Linsen sowie Kartoffeln, Vollkornprodukte, Haferflocken, Hirse, Algen, Nüsse und Samen versorgen dich ebenfalls mit hochwertigem Eiweiß! Tierische Proteine können vom Körper zwar besser in körpereigenes Eiweiß umgebaut werden, sie liefern jedoch auch mehr entzündungsförderliche Säuren. Ein häufiger Verzehr von rotem oder scharf angebratenem Fleisch erhöht außerdem das Risiko für Darmkrebs. Tierische Produkte solltest du daher mit pflanzlichen Lebensmitteln kombinieren und abwechseln. Auch bei einer rein pflanzlichen Ernährung lässt sich der Eiweißbedarf mit guten Mahlzeiten-Zusammenstellungen decken. Neben einer proteinreichen Ernährung (0,8–1 g pro kg Körpergewicht) ist Muskeltraining zum Aufbau oder Erhalt deiner Muskelmasse wichtig.

Nicht zu vernachlässigen: ***Wasser***, denn dein Körper besteht zu beinahe 70 Prozent daraus! Morgens sollten mit einem Glas Wasser die nächtlich geleerten Speicher aufgefüllt und Abbauprodukte sowie Giftstoffe abtransportiert werden. Unterstützend zur Entgiftung und Säureausscheidung kannst du ab und zu den Saft einer halben Zitrone oder einen Esslöffel naturtrüben Apfelessig hinzugeben. Versuche, im Laufe des Tages mindestens 1,5 Liter Flüssigkeit zu trinken. So werden Stoffwechsel und Verdauung in Schwung gehalten, deine Schleimhäute für eine gute Immunabwehr befeuchtet und dein Gehirn mit Sauerstoff und Nährstoffen versorgt.

Supplemente sinnvoll? Nahrungsergänzungsmittel können bei bestimmten Gruppen wie Schwangeren, Stillenden, älteren oder vegan lebenden Personen notwendig sein. Ebenso können sie bei Aufnahme- oder Bildungsstörungen, z. B. bei Darmerkrankungen, erforderlich sein. Aufschluss kann eine Blutuntersuchung und ein Gespräch mit dem Arzt geben.

Aha-Effekt

Dein Nährstoffbedarf lässt sich in der Regel über natürliche Lebensmittel abdecken. Günstig ist ein hoher Anteil an pflanzlicher Nahrung – mit reichlich Obst und Gemüse, Nüssen, Samen und Ölen, Vollkornprodukten und Hülsenfrüchten. Du musst jedoch kein »ungesundes« Lebensmittel verteufeln oder komplett streichen – es kommt immer auf die Häufigkeit, Menge und dein gesamtes Ernährungsmuster an!

♥

Energiebedarf – Kalorien zählen oder nicht?

Du bist unsicher, wie viel du täglich essen darfst, und wünschst dir konkrete Angaben? Welchen Energiebedarf du hast, hängt von vielen Faktoren ab – unter anderem von deinem Alter, deiner Muskelmasse, Größe und Bewegung.

Möchtest du etwas berechnen, verwende die »Harris-Benedict-Formel« für die Ermittlung deines Grundumsatzes:

Frauen:
655,1 + (9,6 x Körpergewicht in kg)
+ (1,8 x Körpergröße in cm)
– (4,7 x Alter in Jahren)

Männer:
66,5 + (13,7 x Körpergewicht in kg)
+ (5 x Körpergröße in cm)
– (6,8 x Alter in Jahren)

Nun musst du dein Ergebnis mit dem sogenannten »PAL-Wert« multiplizieren, um deinen Gesamtenergiebedarf zu berechnen:

Grundumsatz x PAL = Gesamtenergiebedarf (kcal)

Der »Physical Activity Level« (PAL) beschreibt deine körperliche Aktivität im Alltag:

- überwiegend sitzende Tätigkeit und kaum körperliche Freizeitaktivität: ***1,4 – 1,5***
- vorwiegend sitzende Tätigkeit, zeitweilig gehende oder stehende Tätigkeit: ***1,6 – 1,7***
- hauptsächlich gehende oder stehende Arbeit: ***1,8 – 1,9***
- körperlich anstrengende Arbeit oder sehr aktive Freizeittätigkeit: ***2,0 – 2,4***

Pro Tag können zusätzlich 0,3 PAL-Einheiten für sportliche Betätigung oder für anstrengende Freizeitaktivitäten hinzugerechnet werden.

Willst du abnehmen, ziehe von deinem Ergebnis rund 500 kcal ab. Die tägliche Energiezufuhr sollte 1200 kcal jedoch nicht unterschreiten:

Energiebedarf (kcal) – 500 = Energiedarf (kcal) zum Abnehmen

Dein Energiebedarf sinkt mit zunehmendem Alter aufgrund des langsamer arbeitenden Stoffwechsels und der schwindenden Muskulatur. Über deine Muskelmasse kannst du somit beeinflussen, wie viel du essen darfst bzw. wie leicht dir langfristig das Abnehmen fällt.

Bevor du nun anfängst, Kalorien – korrekt Kilokalorien – zu zählen, hier eine wichtige Botschaft: Reines Kalorienzählen ist nicht zielführend! Natürlich ist es sinnvoll, sich zunächst einen Überblick zu verschaffen, wie viel Energie deine Lieblingslebensmittel oder -gerichte enthalten und wie viel du täglich zu dir nimmst. So kannst du abschätzen, ob du weit über oder unter deinem errechneten Bedarf liegst. Aber nimm nicht die Kalorienangaben als alleinigen Maßstab für deine Ernährung. Konzentriere dich lieber auf die Zusammensetzung und andere Aspekte: Schmeckt mir die Speise und sättigt sie mich für die nächsten Stunden? Enthält sie gute Fette, Ballaststoffe und Vitamine? Oder steckt sie voller gesättigter Fette, Zucker und künstlicher Zutaten? Wie regional oder ökologisch wurde sie produziert? Mussten Tiere leiden?

Frage dich mehr: Wie dient die Mahlzeit meinem Körper? Ein Beispiel: Ein kleiner Schokoriegel und ein Apfel können die gleiche Energie- und Zuckermenge haben. Aber: Die Nährstoffe und Wirkung in deinem Körper sind komplett verschieden! Der Apfel dient dir mit antientzündlichen, zellschützenden und darmgesunden Inhaltsstoffen. Die Nahrungsfasern schleusen Cholesterin aus deinem Körper und halten deinen Blutzucker stabil. Der industrielle Riegel dagegen bringt entzündungsförderliche Nährstoffe und zahlreiche Zusatzstoffe mit. Die Einfachzucker gelangen schnell ins Blut und bewirken einen raschen Blutzuckeranstieg sowie einen baldigen Abfall. Das heißt nicht, dass du von einem Schokoriegel krank wirst oder keine Süßigkeiten mehr essen darfst – es soll aber deinen Blickwinkel ändern.

Aha-Effekt

Vergleiche Lebensmittel und Speisen nicht anhand ihrer Energiemenge! Wie sie in deinem Körper wirken, kann grundverschieden sein. Lege deinen Fokus nicht rein auf Kalorien oder allgemeine Fett- und Kohlenhydratangaben. Wie du im Kapitel »Anwendung« erfährst, ist dies auch nicht nötig, wenn du dich an regelmäßigen Mahlzeiten sowie am Tellermodell orientierst.

Diäten von Low Carb bis Low Fat – alles Unsinn?

Sind alle Diäten Unsinn? Abnehmen ist das Ergebnis eines Energiedefizits oder eines erhöhten Energieverbrauchs. Nach diesem Prinzip funktionieren Diäten und käufliche Programme, ob Low Fat, Low Carb, Fastenkuren oder Shakediäten. Theoretisch können sie effektiv sein: Sowohl Kohlenhydrate als auch Fette liefern Energie. Kohlenhydrate werden jedoch vorrangig zur Energiegewinnung genutzt und wenn du reichlich davon verzehrst, der Körper sie aber nicht benötigt, wird die Fettverbrennung gehemmt. Daher kann es zum Abnehmen günstig sein, »Low Carb« zu essen. Dies gilt vor allem für Weißmehlprodukte und Süßwaren, die »leere Energie« enthalten. »Low Fat« kann ebenfalls funktionieren, weil Fette mit 9 Kalorien pro Gramm mehr als doppelt so viele Kalorien wie Kohlenhydrate liefern.

Aber: Ob Low Fat oder Low Carb – bei keiner Variante solltest du auf die entzündungssenkenden und gefäßschützenden pflanzlichen Fette verzichten, sowie auf die Vollkorn- und Ballaststoffträger, welche für die Darmgesundheit und Verdauung wichtig sind. Habe also keine Angst vor Kohlenhydraten und Fetten – es kommt immer auf die Art und Menge an!

Isst du über einen längeren Zeitraum zu wenig oder einseitig, wird deine Immunabwehr geschwächt und bei zu geringer Eiweißzufuhr auch noch Muskulatur abgebaut! Dein Stoffwechsel läuft auf Sparflamme. Isst du nach der Diät wieder mehr, tritt schnell der bekannte Jo-Jo-Effekt ein: Dein Körper wird vermehrt Fett einspeichern, um für die nächste »Hungersnot« gewappnet zu sein. Und wenn du Muskelzellen abgebaut hast, sinkt dein Energiebedarf und du nimmst umso schneller zu!

Auch die Anzeige auf der Waage sollte nicht ausschlaggebend sein: Was bringt es dir, wenn du nur Wasser oder sogar Muskulatur verlierst? Setze dir bei einer Ernährungsumstellung andere Ziele: Mehr Wohlbefinden und Vitalität, ein geringerer Bauchumfang, eine Hose passt wieder, dein Gewebe wird straffer oder deine Haut schöner! Außerdem kann es sein, dass deine Waage keinen Unterschied anzeigt, du aber Bauchfett ab- und Muskelmasse aufgebaut hast!

Aha-Effekt

Eine Diät ist keine dauerhafte Ernährungsform und führt meist zum Jo-Jo-Effekt. Befasse dich lieber mit einer nachhaltigen Ernährungsweise, die du beibehalten willst, und erlerne ein entspannteres Essverhalten. Verzichte nicht auf gute Fette, ballaststoffreiche Kohlenhydrate und hochwertiges Eiweiß – damit wären wir wieder bei einer »normalen« gesunden Gewichtsreduktion!

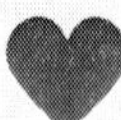

Bewegung – tu's für Knochen und Muskeln

Bewegung ist ein wichtiges Element einer Gewichtsreduktion. Doch gehe auch hier weg vom reinen Abnehmgedanken hin zu der Perspektive: »Mein Körper bleibt lange gesund und leistungsfähig, wenn ich ihn in Ausdauer und Kraft schule.« Ausdauersport wie Walken, Joggen oder Fahrrad fahren erhöht deinen Energieverbrauch und trainiert dein Herz-Kreislauf-System.

Vernachlässige auch deine Muskulatur nicht: Wie du gehört hast, verbrennen deine Muskelzellen Energie – auch im Ruhemodus. Je mehr Muskelmasse du aufbaust, desto leichter gehen langfristig Fettabbau und Gewicht halten. Problematisch ist, dass dein Körper bereits ab dem 30. Lebensjahr anfängt, Muskulatur abzubauen. Zwischen dem 50. und 60. Lebensjahr nehmen viele zu, wenn das Östrogen bei Frauen bzw. das Testosteron bei Männern sinkt – und damit auch die Muskelmasse. Der Energiebedarf wird mit zunehmendem Alter somit geringer. Dies musst du wissen, um zu verstehen, warum es mit der Zeit schwerer wird, Gewicht zu halten oder abzunehmen.

Aktiviere daher regelmäßig deine Muskulatur, um sie weiter aufzubauen oder bestmöglich zu erhalten. Dies gilt vor allem für Muskelgruppen, die du im Alltag oder durch Ausdauerbewegung nicht beanspruchst, z. B. Arm-, Bauch- oder Rückenmuskulatur. Nicht beanspruchte Muskeln verkümmern einfach – und stattdessen setzt sich schnell Fett an.

Eine gute Muskelmasse ist außerdem wertvoll für ein starkes Knochengerüst bis ins hohe Alter. Auch die Knochenmasse baut sich ab Mitte 40 ab, bei Frauen insbesondere ab der Menopause. Umso wichtiger ist es, in jedem Alter körperlich aktiv zu sein und den Knochenabbau zu bremsen. Neben Bewegung sind für stabile Knochen ausreichend ***Calcium, Vitamin D und K*** notwendig. Calcium bekommst du sowohl über Milchprodukte wie

Hart- und Schnittkäse als auch über calciumreiche Mineral- und Heilwasser (> 150 mg/l), Mandeln, Haselnüsse, Sesam und Mohn sowie Spinat, Brokkoli, Kresse, Petersilie und Schnittlauch. Vitamin K liefert dir vorwiegend grünes Gemüse wie Blattsalate und grüne Kohlsorten. Vitamin D bildest du über die Haut durch die UV-B-Strahlen der Sonne und in geringerem Maß ist es in fettem Fisch, Algen, Leber, Ei, Milchprodukten und Pilzen enthalten. Bei Bedarf können Supplemente oder Kombi-Präparate sinnvoll sein.

Ein weiterer Vorteil regelmäßiger Bewegung ist eine Anregung der Darmtätigkeit: Effektiv gegen eine träge Verdauung wirkt – neben einer ballaststoffreichen Ernährung – sanftes Ausdauertraining wie flottes Gehen, Radfahren, Schwimmen, Laufen oder Walken. Zudem sprechen die Zellen durch Bewegung wieder besser auf Insulin an und beugen so einem Diabetes Typ 2 vor. Jedes mehr an Bewegung – am besten in der Kombination Ausdauer und Muskelkraft – ist positiv für deine Gesundheit und deinen Abnehmerfolg.

Du fragst dich nun, woher du die Zeit oder Motivation nehmen sollst? Keine Sorge: Viel Bewegung kannst du alleine in deinen Alltag integrieren. Es darf Spaß machen und du brauchst weder einen Verein noch ein Studio. Tipps erhältst du im Kapitel ***»Anwendung«***.

Aha-Effekt

Mit regelmäßiger Bewegung trainierst du dein Herz-Kreislauf-System, stärkst Knochen und Muskeln, und bringst deinen Darm in Schwung für eine gute Verdauung.

Dein Darm – Verbündeter beim Abnehmen

Ein weiteres spannendes Thema ist die Darmgesundheit. Sie spielt nicht nur eine große Rolle für ein intaktes Immunsystem, sondern auch bei einer Ernährungsumstellung und Gewichtsreduktion.

Im Darm wird deine Nahrung weiter zerkleinert, in seine Einzelbestandteile zerlegt und über die Darmzellen ins Blut aufgenommen. Unverwertbare oder unerwünschte Bestandteile werden ausgeschieden. Wusstest du, dass 80 Prozent deiner Immunzellen im Darm sitzen? Dadurch kann das Immunsystem sofort reagieren, wenn Nahrung ankommt, und die Informationen landen durch ein eigenes Darm-Nervensystem schnell im Gehirn. Durch deine Ernährung beeinflusst du, wie gut deine Immunabwehr und Verdauung funktionieren und wie deine Darmflora beschaffen ist.

Als ***Darmflora oder Mikrobiota*** bezeichnet man die Gesamtheit aller Bakterien, die deinen Darm besiedeln. Sie halten den pH-Wert im Darm optimal und verdrängen schädliche Keime und Viren. Sie helfen bei der Verwertung der Nährstoffe und der Bildung von Vitaminen, Hormonen und Neurotransmittern. Zudem versorgen sie die Immunzellen mit wichtigen Informationen und fördern den Aufbau der Darmschleimhaut.

Verschiedene Faktoren wie Antibiotika, Durchfall und Darmerkrankungen, aber auch eine Ernährung reich an Zucker und tierischen Fetten können deine Darmflora aus dem Gleichgewicht bringen und die Besiedlung ungünstiger Bakterien fördern: Die guten Bakterien werden verdrängt, Viren und schädliche Stoffe können besser in deinen Körper eindringen, wichtige Nährstoffe werden schlechter aufgenommen und Entzündungen begünstigt. Mögliche Folgen einer gestörten Darmflora sind Unverträglichkeiten, Darm-Beschwerden und Allergien sowie eine erhöhte Infektanfälligkeit. Sogar Depressionen können sich entwickeln, da über den

»Nervus Vagus« eine direkte Verbindung des Darms mit dem Gehirn besteht! Ebenso kann Stress langfristig zu Darmproblemen führen. Es funktioniert aber auch andersherum: Je besser du deinen Darm pflegst, desto besser kann es dir psychisch gehen!

Auch der Zusammenhang von Darmflora und Körpergewicht wird seit einigen Jahren erforscht: So scheint das Risiko für Übergewicht höher, je geringer die Vielzahl und Vielfalt an Darmbakterien ist. Entzündungen, Insulinresistenz und Fettstoffwechselstörungen zeigen sich ebenfalls in Verbindung mit einer wenig vielfältigen Mikrobiota. Belegt ist auch, dass bestimmte Bakterienarten mehr Energie aus der Nahrung herausholen und eine Gewichtsreduktion erschweren: Bei Übergewichtigen finden sich mehr Bakterien der »Firmicutes«-Gattung, die Zucker und Fette aus der Nahrung »effektiv« verwerten. Bei Schlanken dominieren dagegen die »Bacteroidetes«, welche Nahrung weniger gründlich ausnutzen.

Mit ***Prä- und Probiotika*** kannst du positiv auf die Zusammensetzung deiner Darmflora einwirken: Als »Präbiotika« bezeichnet man unverdauliche Kohlenhydrate wie Fructo-Oligosaccharide, die den erwünschten Darmbakterien als Nahrung dienen und so ihre Vermehrung fördern. Mit Lebensmitteln wie Banane, Hafer, Lauch und Zwiebeln fütterst du deine guten Bakterien. Resistente Stärke wirkt ebenfalls präbiotisch: Sie bildet sich in gekochten und wieder abgekühlten Kartoffeln, Reis, Bohnen, Erbsen sowie in altem Brot. Ein Teil der Kohlenhydrate wandelt sich dabei in Ballaststoffe um, die dein Körper nicht verwerten kann, aber deine Darmflora unterstützen! Bei »Probiotika« handelt es sich um lebende Mikroorganismen wie Milchsäure- oder Bifidobakterien. Sie gelangen in aktiver Form in den Darm und siedeln sich dort an, wodurch unerwünschte Bakterien verdrängt werden. Probiotische Lebensmittel sind fermentierte Milchprodukte wie Joghurt, Kefir und Buttermilch, aber auch vegane Joghurtalternativen aus Nüssen, Kokos oder Soja sowie fermentiertes Gemüse. Des Weiteren gibt es spezielle mit Probiotika angereicherte Lebensmittel. Noch effektiver wirken probiotische Produkte aus der Apotheke, da diese Bakterien in hoher Anzahl und Vielfalt enthalten. Diese sind während und nach einer Durchfallerkrankung und Antibiotika-Einnahme, bei häufigen Infekten und Darmerkrankungen zu empfehlen. In »Synbiotika« sind Prä- und Probiotika in einem Produkt vereint.

So förderst du deine Darmgesundheit: Mit antientzündlichen Lebensmitteln wie Obst, Gemüse, Nüssen und guten Ölen sowie mit ballaststoffreichen Vollkornprodukten, Dinkel, (Natur-)Sauerteig- und Keimbroten, Haferflocken, geschroteten Leinsamen und je nach Verträglichkeit Hülsenfrüchten. Verzehrst du zu wenig Nahrungsfasern, wird deine Verdauung träge und die Darmbakterien ernähren sich von der Darmschleimhaut. Sie wird folglich dünner und durchlässiger! Günstig sind ein hoher Anteil an pflanzlicher und gering verarbeiteter Nahrung und nur ein kleiner Teil an stark verarbeiteter, unnatürlicher und zuckerreicher Nahrung. Übrigens: Auch kalorienfreie Süßstoffe sollten nicht in hohen Mengen konsumiert werden, da es Hinweise auf eine ungünstige Veränderung der Darmbesiedelung mit einer verbundenen Störung des Zuckerstoffwechsels gibt!

Dein Darm will Nahrung außerdem gerne selbst zerkleinern. Nimm Lebensmittel daher bevorzugt in ihrer »Verpackung« zu dir, beispielsweise ganzes Obst häufiger als Säfte oder Smoothies. Der Zucker gelangt dann auch langsamer ins Blut. Ist dein Darm Ballaststoffe und Vollkorn nicht gewohnt, führe diese schrittweise ein und beobachte ihre Verträglichkeit. Gib nicht gleich auf, der Darm muss sich erst daran gewöhnen. Und trinke ausreichend, um einer Verstopfung vorzubeugen! Unterstützend zur Darmsanierung, zum Binden von Sauren, Schadstoffen und Cholesterin, eignet sich Heilerde. Diese lässt sich gelegentlich oder zur Linderung von Magen-Darm-Beschwerden einsetzen.

Aha-Effekt

Deine Nahrung wirkt sich auf die Zusammensetzung und Aktivität deiner Darmflora aus. Durch eine ausgewogene Ernährung kannst du nicht nur dein Gewicht, sondern auch deine Abwehrkräfte und Verdauung positiv beeinflussen!

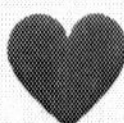

Essenz Wissen

Nimm aus diesem Kapitel mit: »Ich MUSS mich gesund ernähren, um abzunehmen« ist der falsche Ansatz. Ab jetzt gilt: »Ich WILL und DARF mich gut ernähren, weil ich körperlich und geistig fit sein will! Ich bin verantwortlich für meinen Körper, er ist mein kostbarstes Gut. Außerdem gibt mir eine ausgewogene Ernährung Vertrauen: Ich bin und bleibe gesund durch ein intaktes Immunsystem, ich brauche keine Angst zu haben. Wenn ich gut für meinen Körper sorge, schützt er mich vor Eindringlingen wie Viren und Keimen, macht freie Radikale unschädlich, hält meine Gefäße frei und Gehirnzellen elastisch. Er verfügt über optimal arbeitende Organe, starke Knochen, ausreichend Muskulatur und bestes Denkvermögen bis ins hohe Alter. So kann ich ein selbstbestimmtes Leben in höchster Qualität genießen!«

Der Kreis zum Abnehmen: Eine Ernährungsumstellung bringt auch eine Gewichtsreduktion mit sich, und zwar nachhaltig! Ein geringeres Körperfett, besonders im Bauchraum und an den Organen, wirkt sich wiederum positiv aus: Es werden weniger Entzündungen gebildet, die Insulinsensitivität wird verbessert, Blutdruck und Blutfettwerte werden normalisiert und die Darmflora optimiert. Auch dein Wohlbefinden und deine innere Ausgeglichenheit werden profitieren. Das heißt: Hast du erst einmal begonnen, gerätst du in eine wahre Erfolgsspirale – auch bei bereits vorhandenen Beschwerden oder Erkrankungen!

Die Kunst ist nun, ein günstiges Essverhalten zu entwickeln, das zu deinem Alltag und deinen Bedürfnissen passt. Es gibt keine strikten Verbote oder strengen Pläne. Du darfst alles essen, es kommt nur auf dein gesamtes Ernährungs- und Bewegungsmuster an. Die Strategien erlernst du im nächsten Kapitel.

Jetzt bist du dran!

Ich will abnehmen, weil …

Gesund sein bedeutet für mich …

Wie sehe ich meinen Körper? Was wünsche ich mir für ihn?

Was will ich an meiner Ernährungsweise ändern?

Kapitel II

Anwendung

Dein Werkzeug

Du bist mit reichlich Wissen ausgestattet und könntest theoretisch loslegen? Doch auch wenn du hochmotiviert bist und denkst: »Jetzt ziehe ich es durch, diesmal klappt es!«, halte einen Moment inne. Denn die Ernährungsweise, die erarbeitet werden soll, ist für den Rest deines gesamten Lebens gedacht! In guten wie in schlechten Tagen: bei Stress, Motivationstiefs, Langeweile, Gelüsten, Feiern, Buffets, an gemütlichen Winterabenden und faulen Wochenenden.

Die gute Nachricht: Du musst dich von nichts verabschieden, was du liebst, oder Dinge tun, die sich nicht gut anfühlen. Verabschiede dich stattdessen von der Vorstellung, nur noch »gesund« zu essen, dich Verboten und festen Plänen zu unterwerfen oder dich sportlich »abrackern« zu müssen. »Rückfälle« und Heißhungerattacken infolge strenger Vorsätze sind nun Geschichte. Du darfst lernen, geeignete Strategien für dich zu entwickeln und liebevolle Entscheidungen für dich zu treffen. Der Schlüssel liegt darin, mehr Gefühl für sich bekommen. So wirst du deinen Körper nährstoffreich versorgen und kannst gleichzeitig alles andere, was für dich Genuss und Lebensfreude bedeutet, integrieren und auf alle Situationen flexibel reagieren.

Ernährungsprotokoll – analysiere dich selbst

Eine gute Möglichkeit, dir deine aktuelle Ernährung vor Augen zu führen, ist das Führen eines Ernährungstagebuchs: Notiere über einen bestimmten Zeitraum alles, was du den ganzen Tag über zu dir nimmst, alle Mahlzeiten und Getränke mit Essenszeiten und Mengenangaben. Füge gerne auch Emotionen hinzu, Gründe und Auslöser für das Essen, sowie Hunger- und Sättigungsgefühl davor und danach. Analysiere anschließend deine Gewohnheiten und Probleme und leite daraus ab, von welchen Lebensmittelgruppen du künftig mehr und wovon du weniger essen möchtest. Wenn du magst, ermittele bei dieser Gelegenheit deine täglich aufgenommene Energiemenge – um ein Gefühl zu bekommen. Mit weiteren Protokollen kannst du deine Ernährungsweise und Veränderungen kontinuierlich beobachten und optimieren, beispielsweise regelmäßige Mahlzeiten einführen, Zwischenmahlzeiten einschränken, süße Getränke ersetzen oder mehr pflanzliche Produkte einbauen.

Detektiv-Arbeit gefragt: Ein Ernährungsprotokoll!

Dokumentiere ein bis zwei Wochen deine Mahlzeiten und Getränke. Was fällt dir auf? Du hast jemanden, mit dem du zeitgleich ein Protokoll führen kannst? Prima! Wertet es gemeinsam aus und sprecht darüber, das macht Spaß und ihr könnt richtig viel über euch erfahren!

Wie viele Mahlzeiten – eine Streitfrage?

Wie viele Mahlzeiten soll ich zu mir nehmen? Grundsätzlich gilt: So viele, wie es deinen Bedürfnissen und Lebensumständen entspricht. Du entscheidest, was du brauchst.

Hilfreich ist jedoch die Entwicklung eines festen Mahlzeitenrhythmus – auch bei schwierigeren Bedingungen wie Schichtarbeit oder an stressigen Tagen. Dieser gibt dir Sicherheit und hilft dir außerdem, deinen Alltag zu strukturieren. Willst du abnehmen, empfehlen sich drei Hauptmahlzeiten oder zwei Hauptmahlzeiten und eine Zwischenmahlzeit. Manche kommen auch mit nur zwei Mahlzeiten zurecht, wenn sie beispielsweise keine Frühstücker sind oder längere Nahrungspausen nutzen wollen, wie ich auf **Seite 74** genauer ausführe. Egal welche Anzahl du wählst – letztlich kommt es darauf an, dass du ausreichend Nährstoffe erhältst und leistungsfähig bleibst.

Ideal ist, wenn vier bis fünf Stunden Pause zwischen deinen Mahlzeiten liegen. Dadurch kommt dein Körper intensiver in die Fettverbrennung, als wenn du weitere Zwischensnacks einnimmst. Zusätzliche Mahlzeiten oder energieliefernde Getränke bremsen den Fettabbau: Gerade bei einer kohlenhydratreichen Speise oder einem zuckerhaltigen Snack oder Getränk wird reichlich Insulin ausgeschüttet. Durch diesen »Schlüssel« gelangt der Zucker in die Zelle und dient als Energielieferant – oder er wird in Fett umgewandelt, wenn er nicht benötigt wird. Nahrungs- und Depotfett wird dann gar nicht erst nicht zur Energiegewinnung genutzt! Insulin fördert somit die Einlagerung von Fett und hemmt den Abbau von Fett aus dem Fettgewebe. Ein hoher Kohlenhydrat- bzw. Zuckerverzehr sowie Zwischensnacks erschweren dadurch eine Gewichtsabnahme. Bei wenigen Mahlzeiten und längeren Nahrungspausen sinkt dagegen der Insulinspiegel zwischendurch und der

Körper geht an die Fettreserven. Bei sättigenden Mahlzeiten kommt dabei auch kein Hungergefühl auf!

Trotzdem: Am Ende des Tages kommt es darauf an, wie viel Energie du zu dir genommen hast. Kommst du mit fünf Mahlzeiten nicht über deinen Bedarf, nimmst du auch nicht zu. Genauso kannst du mit drei Mahlzeiten zunehmen, wenn diese hochkalorisch sind! Bei Heißhunger zwischendurch lohnt es sich hinzuschauen, ob dein Essen günstig zusammengestellt ist oder optimiert werden kann. Dabei hilft dir das ***Tellermodell*** auf der nächsten Seite.

Aha-Effekt

Meine Empfehlung zum Abnehmen und Gewicht halten: Zwei bis drei Mahlzeiten, mit guten, sättigenden Komponenten! Feste Essenszeiten bieten dir Stabilität und Sicherheit und strukturieren deinen Alltag.

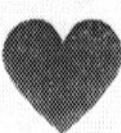

Das Tellermodell – ein hilfreicher Klassiker

Das Tellermodell ist eine optimale Orientierungshilfe: Damit lässt sich sehr einfach überprüfen, wie ausgewogen deine Mahlzeit zusammengestellt ist und wie gut du versorgt wirst. Zusammen mit einem festen Mahlzeitenrhythmus wird Kalorienzählen überflüssig! Denn wenn du bei jeder Mahlzeit grob im Kopf hast, welche Komponenten du benötigst, kannst du flexibel reagieren. So entwickelst du ein entspannteres Verhältnis zum Essen oder zu Nährwertangaben. Der »Teller« steht sinnbildlich für eine Mahlzeit – es geht dabei um die Darstellung der Anteile in einer Speise – egal ob Müsli, Auflauf oder belegtes Brot.

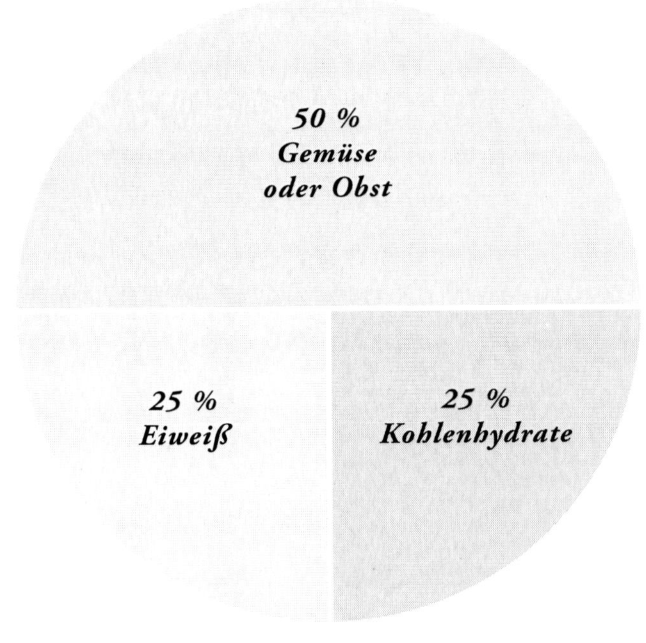

Erläuterungen zum Tellermodell

- Die Hälfte deiner Mahlzeit – 50 Prozent – sollte aus Gemüse oder, z. B. beim Frühstück, aus Obst bestehen. So kommst du leicht auf 2 Portionen Obst und 3 Portionen Gemüse am Tag.
- Ein Viertel – 25 Prozent – sollte eine sättigende Eiweiß-Komponente ausmachen. Tierisch aus Fleisch, Fisch, Ei oder Milchprodukten und pflanzlich aus Hülsenfrüchten, Nüssen oder Vollkornprodukten.
- Ein weiteres Viertel – 25 Prozent – darf aus komplexen Kohlenhydraten wie Kartoffeln, Brot, Reis, Nudeln, Couscous, Hirse, Haferflocken oder Hülsenfrüchten bestehen. Vollkorngetreideprodukte enthalten reichlich Ballast- und Mineralstoffe und bewirken eine lange Sättigung. Weißmehlprodukte liefern eher »leere« Energie.

Du bist von diesem Modell weit entfernt? Keine Panik: Sieh den »Teller« als Hilfestellung zur Umsetzung einer ausgewogenen Ernährung, nicht als strikte Vorgabe! Du bist stets flexibel: Bei einer ungünstigeren Zusammenstellung baue einfach in deine nächsten Mahlzeiten entsprechend weniger oder mehr einer Komponente ein. Willst du z. B. abends Kohlenhydrate reduzieren, kannst du auch nur Gemüse mit Eiweiß wählen. Bei Hülsenfrüchten und Vollkornprodukten hast du außerdem immer eine gute Kombination aus Proteinen und komplexen Kohlenhydraten. Nüsse sind eine ideale Kombination aus Eiweiß und guten Fetten.

Zur Veranschaulichung des Tellermodells hier ein paar Mahlzeiten-Beispiele für verschiedene Ernährungsformen. Die gesundheitlichen Vorteile erhältst du eher aus der pflanzlichen Nahrung, tierische Produkte liefern mehr ungünstige Fette und Säuren. Ein kompletter Verzicht ist nicht notwendig, du tust deinem Körper, den Tieren und der Umwelt jedoch etwas Gutes, wenn du sie in dosierten Mengen verzehrst oder in höherer Qualität kaufst. Wählst du aus gesundheitlichen, ökologischen oder ethischen Gründen eine rein vegane Lebensweise, informiere dich zusätzlich, wie du deinen Nährstoffbedarf optimal deckst.

Vegetarisch – Beispiele

- Käsebrot mit aufgeschnittenem Obst oder Gemüse
- (Vollkorn-)Brot mit körnigem Frischkäse und Gemüse (zum Snacken oder gewürfelt im Frischkäse)
- Bunter Salat mit Ei oder Käse, dazu ggf. Brot
- Ofengemüse und -kartoffeln mit Quarkdip
- Kartoffeln mit Kräuterquark und Salat oder Gemüse (roh oder gedünstet)
- Gemüsepfanne mit Hirse, Couscous oder Nudeln und Käse (z. B. Feta)
- Müsli aus Haferflocken, Nüssen, Leinsamen, 2 Portionen Obst, Milch oder Joghurt

Fleisch und Fisch – Beispiele

- Schinkenbrot mit aufgeschnittenem Gemüse oder Obst
- Bunter Salat mit Thunfisch oder Lachs, dazu ggf. Brot
- Ofengemüse und -kartoffeln mit magerem Fleisch oder Fisch
- Gedünstetes Gemüse mit Fleisch oder Fisch und (Vollkorn-)Nudeln, Reis oder Hülsenfrüchten
- Omelett mit Schinken und Gemüse, dazu ggf. Brot

Vegan – Beispiele

- (Vollkorn-)Brot mit Hummus oder Gemüseaufstrich, dazu aufgeschnittenes Obst oder Gemüse
- Bunter Salat mit Hülsenfrüchten und Nüssen
- Ofengemüse und -kartoffeln mit Hummusdip
- Gemüsepfanne mit Vollkornprodukten oder Hülsenfrüchten und evtl. Nüssen oder Tofu
- Obstsalat oder -teller mit Nüssen
- Müsli aus Haferflocken, Nüssen, Leinsamen, 2 Portionen Obst, Haferdrink oder pflanzlichem Joghurt

Tipps für deine Mahlzeiten-Kombinationen

Obst und Gemüse

- Versuche, in jede Mahlzeit Obst oder Gemüse zu integrieren, so erhältst du ausreichend Vitamine, Mineralstoffe, sekundäre Pflanzenstoffe und sättigende Ballaststoffe!
- Genieße ein bis zwei Obst-Portionen gleich beim Frühstück: im Müsli, aufgeschnitten oder im Stück. Verzehre wenn möglich die nahrungsfaserreiche Schale mit. Wechsle Obst ab, heimische Superfoods wie Äpfel dürfen aber gerne täglich auf deinem Plan stehen! Zusätzlich kann eine Portion als Zwischenmahlzeit oder Dessert nach dem Mittagessen eingebaut werden. Als gelegentlicher Obst-Ersatz eignet sich ein Fruchtsaft wie Orangensaft.
- Reichlich Gemüse darf es zu den weiteren Mahlzeiten geben: zum Snacken, als Salat, Smoothie oder Suppe, gedünstet oder als Ofengemüse. Du hast unzählige Möglichkeiten und es muss nicht aufwendig sein!

Viele Gemüsesorten kannst du roh essen und wenn du keine Zeit hast zu kochen oder dein Gericht wenig Gemüse enthält, knabbere einfach welches dazu – egal ob beim Frühstück, Mittag- oder Abendessen! Ideal zum Snacken und vorab Magenfüllen sind Karotte, Tomate, Gurke und Paprika, aber auch Kohlrabi, Weiß- und Rotkohl!

- Durch die Abwechslung und Kombination von roh und erhitzt erhältst du vielfältige Vitalstoffe. Finde deine Lieblingsgemüsesorten heraus, baue diese so viel wie möglich ein und achte auch auf die Saison! Es spricht zudem nichts gegen TK-Gemüse: Dieses wird direkt nach der Ernte eingefroren und ist noch sehr nährstoffreich. Kombiniere TK- und frisches Gemüse – schon hast du eine schnelle Gemüsepfanne oder eine ergiebige Gemüsesoße!

Kohlenhydrate und Eiweiß

- Mit sättigenden Kohlenhydraten versorgen dich Kartoffeln, Hirse, Hülsenfrüchte und Getreideprodukte. Es muss nicht immer Vollkorn sein: Wechsle nach Belieben ab oder mische zur Eingewöhnung Vollkorn- mit Nicht-Vollkornprodukten. Tipp: Wähle Dinkelgetreide!
- Abends sinkt die Verdauungsleistung und die Insulinsensitivität ist geringer: Reduziere dann fetthaltige Speisen und einfache Kohlenhydrate wie Weißmehl und Zucker. Orientiere dich auch an deiner Bewegung und den bisher verzehrten Kohlenhydraten und wähle deine Komponenten entsprechend aus.
- Hülsenfrüchte wie Linsen, Erbsen und Kidneybohnen sind stets eine gute Wahl, da sie sowohl ballaststoffreiche Kohlenhydrate als auch reichlich Eiweiß liefern. Rote und gelbe Linsen sind geschält erhältlich und müssen vorab nicht eingeweicht werden. Einfaches Gericht: Gemüse

andünsten, Brühe und rote Linsen dazu, köcheln lassen. Oder probiere Linsen-Nudeln!

Fette und Speisenzubereitung

- Achte auf hochwertige Fette bei der Speisenzubereitung: Zum Erhitzen und Braten sind Rapsöl oder Olivenöl ideal. Sie zeichnen sich zudem durch eine gute Fettsäurezusammensetzung aus. Dosiere Öl mit einem Tee- oder Esslöffel. Merke: Ein Esslöffel Öl (10 g) entspricht ca. 90 kcal.
- Kaltgepresste Öle dürfen nicht stark erhitzt werden, da sie sehr empfindlich sind. Besonders Leinöl und Walnussöl enthalten reichlich entzündungshemmende Omega-3-Fettsäuren und sind perfekt geeignet für Salate oder können über die fertige Speise gegeben werden.
- Zaubere schnelle pflanzliche Soßen aus Brühe in Kombination mit (Erd-)Nussmus, Hafercreme, Kokosmilch oder passierten Tomaten. Schau dazu in meine Rezepte.
- Als vegane Aufstriche eignen sich ungesüßte Nussmuse, hochwertige Margarinen und Gemüse-, Linsen- oder Kichererbsenaufstrich (Hummus).
- Bei Fleischprodukten lässt sich Fett einsparen durch fettarmes Geflügel und mageren Schinken anstatt fetter Produkte wie Wurst und Leberkäse. Bei Milchprodukten sind Naturjoghurt, Magerquark oder körniger Frischkäse fettarm, aber eiweißreich, und können auch als Brotaufstrich dienen, z. B. körniger Frischkäse gewürzt und mit gewürfeltem Gemüse vermischt.
- Stelle ein Müsli für eine vollwertige erste Mahlzeit selbst zusammen: mit Haferflocken, geschroteten Leinsamen, Nüssen, Obst wie Apfel, Birne und Banane, (pflanzlichen) Milchprodukten und nach Belieben Zimt, ungesüßtem Kakaopulver oder Kakaonibs.

- Bei einem Rezept verrät dir die Zutatenliste, ob die Mahlzeit günstig zusammengesetzt ist. Optimiere es direkt vorab und wähle mehr Gemüse, Hülsenfrüchte oder andere Fette.

Snacks, Fast Food und Getränke

- Nüsse und Kerne wie Mandeln, Cashews, Walnüsse und Kürbiskerne sind mit ihrem hohen Eiweißgehalt, entzündungssenkenden Fetten, Calcium, Magnesium und Zink ein mineralstoffreicher und sättigender Snack oder als Topping geeignet.
- Trinke mindestens 1,5 Liter Flüssigkeit täglich. Greife bevorzugt zu Wasser, ungesüßtem Tee oder Kaffee. Als koffeinfreie Alternative probiere Lupinenkaffee. Softdrinks liefern reichlich Zucker oder künstliche Süßstoffe – auch diese sollten nicht in großen Mengen konsumiert werden.
- Fast Food oder Teilchen vom Imbiss oder Bäcker enthalten meist wenig wertvolle Nährstoffe und dafür leere Kohlenhydrate, Zusatzstoffe, Salz und ungünstige Fette. Hast du keine andere Möglichkeit, z. B. in der Mittagspause, oder hast Lust darauf, kannst du zusätzlich mitgebrachtes Obst oder Gemüse essen. Oder du gleichst es durch deine übrigen Mahlzeiten aus.
- Auch Süßes hat weiterhin Platz – am besten direkt nach einer Hauptmahlzeit, um einen festen Rhythmus und die Essenspausen beizubehalten. Es gibt keine Verbote. Strategien und Tipps rund ums Naschen findest du auf **Seite 71**.

Aha-Effekt

Das Tellermodell hilft dir, ausgewogene Mahlzeiten zusammenzustellen. Bediene dich reichlich an pflanzlichen Lebensmitteln und ergänze je nach Ernährungsform tierische Produkte. Du musst nicht gleich perfekt sein – auch von kleinen Veränderungen profitiert dein Körper!

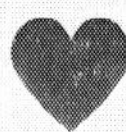

Optimiere deine Teller!

Gestalte deine »Teller« zu deinen Lieblingsgerichten und verschiedenen Mahlzeiten. Zeichne zuerst den Ist-Zustand ein oder gleich die optimierte Version. So, wie du es künftig umsetzen möchtest!

Achtsam und bewusst – Essen lernen

Bevor es an die Strategien geht, beschäftige dich mit einem wichtigen Thema: dem achtsamen und bewussten Essen. Dieses geht in einem stressigen und durchgeplanten Alltag schnell unter. Außerdem wird unser Essverhalten nicht nur von körperlichen Signalen gesteuert, sondern vielmehr durch Gewohnheiten und Emotionen. Bereits in der Kindheit wird unser späteres Essverhalten geprägt, weil wir Mahlzeitengestaltung, Gewohnheiten und Verbote von unseren Eltern bzw. unserem Umfeld erlernen. Hast du es dir angewöhnt, aus Frust, Langeweile, zur Belohnung oder als Trost zu essen? Um ein ungünstiges Essverhalten aufzulösen, musst du zunächst erkennen, was bei dir »emotionalen Hunger« verursacht. Eine Möglichkeit kann das Ernährungstagebuch sein, in welchem du auch Gefühle und Auslöser notierst. Danach gilt es, deine Essensmuster zu analysieren und dir dein Verhalten bewusster zu machen. Frage dich beispielsweise: Will ich abends vor dem Fernseher wirklich naschen oder habe ich in Wahrheit ein anderes Bedürfnis? Häufig wollen wir durch Essen nur Stress kompensieren, uns belohnen oder unsere Gedanken durch einen vollen Magen zur Ruhe bringen. Negative oder kraftraubende Emotionen gleichen wir zudem gerne durch zuckerreiche Nahrung aus. Doch eigentlich brauchen wir Ruhe und Erholung! Finde heraus, wie du dich ohne Naschen positiv »auffüllen« und belohnen kannst und mehr innere Ruhe in dir selbst erreichst! Wie wäre es mit Musik hören, Lesen, Malen, einer Handarbeit, einem Puzzle, Tagebuch scheiben, einem Telefonat mit einem nahestehenden Menschen, einem Entspannungsbad, Yoga oder einer Meditation? Statt Fernsehen kann ein Hörspiel oder Podcast schön entspannen, weil du unterhalten wirst und gleichzeitig die Augen schließen kannst. Es kann dauern, Verhaltensweisen und

Gewohnheiten zu verändern, einige lassen sich aber schon innerhalb kurzer Zeit umstellen!

Achtsames und wertschätzendes Essen

Achtsamkeit bedeutet, bewusst zu sein im Augenblick. Durch achtsames Essen können wir wahrnehmen: Wann esse ich? Wo esse ich? Warum esse ich? Habe ich Hunger oder Appetit? Wie fühlt sich das Essen im Magen an? Achtsamkeit hilft dir, langsamer zu essen und deine Mahlzeit mehr zu genießen. Auch Wertschätzung und Dankbarkeit spielen eine große Rolle: Werde dir bei jeder Mahlzeit bewusst, wie glücklich du dich schätzen darfst, dich satt essen zu können und dabei Speisen zu wählen, die dir schmecken und deinem Körper dienlich sind!

Ab heute bewusst – werde ein achtsamer Esser!

- Iss mit allen Sinnen: Schmecke deine Mahlzeiten nicht nur, sondern sieh sie an, rieche und spüre sie! Lege nach jedem Bissen dein Besteck ab und nimm es erst wieder auf, wenn du gründlich gekaut und heruntergeschluckt hast.
- Nimm dir zuerst eine kleinere Portion und genieße diese bewusst.
- Iss von einem kleinen statt von einem großen Teller. Ein voller kleiner Teller gibt dir das Gefühl, eine größere Portion zu haben. Oder verwende kleines Besteck, dadurch nimmst du automatisch kleinere Bissen!
- Überlege: Was bewirken die einzelnen Komponenten in meinem Körper? Was könnte die Speise noch wertvoller machen?
- Genieße deine Mahlzeiten bewusst und übe Wertschätzung und Dankbarkeit!
- Finde Alternativen zum Essen, wenn du gestresst bist, dich belohnen oder trösten willst.

Strategien – Adieu Verbote und Verzicht

Diäten sind nicht nachhaltig, wenn sie strikte Pläne beinhalten, und der Erfolg verfliegt, sobald du auf dich alleine gestellt bist. Warum? Weil sie nicht für das normale Leben und vor allem nicht für DEIN Leben gemacht sind. Mit meinen Vorschlägen erarbeitest du deine eigenen Strategien, wie du alles Notwendige bekommst und alles andere durch Menge, Häufigkeit, Zubereitung und Kompensierung ausgleichst.

Strategie »Mahlzeitenstruktur«

Hinterfrage zunächst deinen Mahlzeitenrhythmus: Esse ich unregelmäßig? Sättigen mich meine Mahlzeiten? Oder habe ich zwischendurch oft Heißhunger? Wenn ja, ändere deine Mahlzeitenstruktur und baue mehr sättigende Komponenten wie Gemüse, Vollkornprodukte, Hülsenfrüchte oder Nüsse ein. Heißhunger könnte auch an kohlenhydratlastigen Speisen wie Weißmehlprodukten, Süßigkeiten oder süßen Getränken liegen, die den erhöhten Blutzuckerspiegel rasch absinken lassen, weshalb dir erneut Hunger signalisiert wird. Arbeite an einem strukturierten Tagesablauf mit möglichst festen Essenszeiten und Nahrungspausen. Bleib aber flexibel: Gibt es nachmittags Kaffee und Kuchen, kannst du deine Mahlzeiten darauf abstimmen und davor nur ein spätes Frühstück oder frühes Mittagessen einnehmen und abends auf einfache Kohlenhydrate verzichten. So bleibst du bei drei Mahlzeiten. Und übe bewusstes Essen, auch um wahrzunehmen, wann du wirklich Hunger oder nur Lust und Appetit hast. Hunger muss außerdem nichts Schlechtes sein! Auf diese Weise kannst du deinen Körper besser spüren und kennenlernen. Und er hilft, Wertschätzung und Achtsamkeit zu trainieren, den Geschmack von Essen intensiver zu erleben und dich auf deine Mahlzeiten wieder mehr zu freuen!

Strategie »Kategorisieren«

Zeichne auf ein Blatt Papier drei Spalten und beschrifte die Kategorien mit »Gut«, »Verbesserungswürdig« und »Ungünstig«. Notiere in den Spalten entsprechend, welche »guten« Lebensmittel du schon reichlich verzehrst und magst, welche deiner Nahrungsmittel optimierbar sind, z. B. Weißmehlprodukte, und welche ungünstigen und unnatürlichen Lebensmittel du oft verzehrst. Nun kannst du herausarbeiten und ergänzen, welche der »guten« Lebensmittel du noch häufiger einbauen möchtest, z. B. Gemüse und davon mehr die Sorten, die du gerne isst. In der zweiten Spalte kannst du deine Lebensmittel optimieren, wie häufiger Vollkorn- oder Dinkel- anstatt Weißmehl- oder Weizenprodukte. Und in der dritten Spalte darfst du überlegen, welche der Produkte du liebst und auf welche du getrost verzichten kannst, z. B. Softdrinks. Streiche diese weg oder mache Ergänzungen wie »Softdrinks nur zu besonderen Anlässen«, »Schokocreme am Wochenende« oder »gewürzte Vollkorn-Cracker statt Chips«. Nutze dieses Tool gerne regelmäßig, um dir Dinge vor Augen zu führen, die sich als Gewohnheit eingeschlichen haben, aber dir nicht bewusst sind.

Strategie »Reflektieren«

Nutze ein Frage-Antwort-Spiel mit dir selbst, um Defizite und Probleme in deinem Essverhalten herauszuarbeiten und dein künftiges Handeln daraus abzuleiten. Gehe dazu regelmäßig abends oder tagsüber im Kopf Fragen durch wie:

- Habe ich heute schon (genug) Obst und Gemüse gegessen? In welcher Form?
- Hatte ich gute Fette, ballaststoffreiche Kohlenhydrate und Eiweiß? In welcher Form?
- Oder hatte ich zu wenig Vitalstoffe, aber zu viel Zucker, Weißmehl und tierische Fette? Wenn ja, in welcher Form? Und warum?
- Was kann ich ändern? Wie kann ich es heute noch ausgleichen? Oder was mache ich morgen anders, um besser versorgt zu sein?
- Welche ungünstigen Verhaltensmuster habe ich und warum? Was in meinem Umfeld ist problematisch für die Umsetzung meiner Vorsätze? Was kann ich daran ändern?
- Was sind meine Alternativen zum Essen bei Langeweile, Frust oder als Belohnung?

Strategie »Ausgleichen«

Es waren zu viele leere Kohlenhydrate, Süßigkeiten oder ungünstige Fette? Kein Problem! Gleiche es einfach aus – bei der nächsten Mahlzeit oder am nächsten Tag. Wähle dann gezielt gute Fette wie hochwertige Öle oder Nüsse, ballaststoffreiche Lebensmittel, Obst und eine größere Gemüseportion. Orientiere dich auch an deiner Bewegung: Hast du tagsüber viel Energie zu dir genommen, dich aber wenig bewegt, reduziere abends Kohlenhydrate und fetthaltige Speisen. Hattest du dagegen viel Bewegung oder hast insgesamt wenig gegessen, kannst du getrost komplexe Kohlenhydrate genießen. Habe vor allem keine generelle Angst vor Kohlenhydraten und Fetten oder vor natürlichen Lebensmitteln wie Kartoffeln und Nüssen! Mache dir mehr Gedanken um die Wirkung deiner Nahrung in deinem Körper und verfalle nicht in Extreme oder Schuldgefühle, wenn deine Ernährung anders verlaufen ist als geplant. Überlege stattdessen, wie du deine Nährstoffversorgung wieder ins Gleichgewicht bringen kannst!

Strategien bei »Stress und Fast Food«

Du hast viel Stress im Alltag und es fällt dir schwer, ausreichend Nährstoffe und frische Lebensmittel einzubauen? Dann ergänze durch kleine Veränderungen schrittweise mehr Vitalstoffe. Bestellst du häufig Essen, holst dir etwas vom Imbiss oder machst dir eine Brotzeit, knabbere zusätzlich Rohkost! Eine Pizza kannst du teilen und einen Salat ergänzen. Und schon hast du ein nährstoffreicheres Essen! Gemüse als Vorspeise füllt zudem deinen Magen und sättigt dich schneller. Abends lässt sich TK-Gemüse ideal einsetzen: Kombiniere es mit Ei, Käse, Fisch, frischem Gemüse, Kidneybohnen oder Nüssen – fertig! Es wärmt, macht satt und zufrieden! Hast du Reis von einem Asia-Gericht übrig oder willst auf die Kohlenhydrate verzichten, bereite am nächsten Tag mit Gemüse und Kichererbsen ein würziges Curry zu! Zur Mitnahme in die Arbeit bietet sich auch ein Müsli an: Mit Obst, Nüssen und Haferflocken ist es eine nachhaltig sättigende und nicht ermüdende Mahlzeit – und ebenso als Mittagessen geeignet! Gemischte Nüsse, Kerne, ungeschwefelte Trockenfrüchte oder frisches Obst solltest du bei Zeitmangel, Außenterminen oder als Snack für den Hunger zwischendurch stets in der Tasche oder Schublade parat haben.

Auch wenn du einen stressigen Alltag hast: Es gibt viele Gerichte, die wenige Zutaten benötigen und schnell gehen. Probiere gerne die Rezepte und Tipps am Ende des Buches aus. Stelle dir ein paar Gerichte zusammen, die dir schmecken, und schau, dass du die Standard-Zutaten zu Hause hast. Zur Unterhaltung kannst du während des Kochens ein spannendes Hörspiel oder einen inspirierenden Podcast hören – schon ist die Zubereitung Teil eines schönen Abendprogramms!

Strategien »Süßes und Snacks« – was mache ich bloß als Naschkatze?

Du isst gerne Süßes? Kein Problem, du darfst es weiterhin tun, und zwar täglich! Ich empfehle dir, eine Süßigkeit direkt nach einer Hauptmahlzeit zu verzehren. Dein Blutzuckerspiegel ist dann insgesamt schon erhöht, aber die Aufnahme des Zuckers wird durch Ballaststoffe, Eiweiße und Fette aus der Mahlzeit verzögert. Dein Blutzucker bleibt so länger stabil und du kannst deine vier- bis fünfstündige Pause bis zur nächsten Mahlzeit einhalten! Isst du zwischendurch Süßes, bekommst du nach kurzer Zeit erneut Heißhunger. Auch stellt eine kleine Süßigkeit meist nicht zufrieden und man isst automatisch mehr oder es läuft aus dem Ruder. Ein fester Mahlzeitenrhythmus gibt dir dagegen Sicherheit: »Ich esse zu diesen Zeiten, dazwischen brauche ich nichts. Süßes genieße ich daher direkt im Anschluss.« Isst du nur zwei Hauptmahlzeiten, kannst du eine Zwischenmahlzeit, z. B. Nüsse und Obst, mit einer Süßigkeit kombinieren.

Tipps rund ums Naschen:

- Eine mögliche Strategie für den Alltag lautet: Unter der Woche gibt es »natürlichere« oder weniger süße Naschereien wie Zartbitter-Schokolade und Haferkekse. Ein fixes Rezept findest du auf **Seite 151**. Dadurch hast du das Gefühl: »Ich verbiete mir nichts, weil ich bekomme Süßes. Und ich habe keine weiteren Gelüste, weil ich es im Anschluss an eine Mahlzeit esse und für die nächsten Stunden satt und zufrieden bin! Außerdem gönne ich mir am Wochenende oder an anderen Tagen wieder etwas Besonderes.«
- Bei Zartbitterschokolade hast du den Vorteil, dass sie weniger Zucker enthält. Dein Süßhunger wird schneller gestillt und der Kakao liefert wertvolle Polyphenole, die deine Gefäße schützen. Wähle ein gutes

Produkt, das am besten nur aus Kakaomasse, Kakaobutter und Zucker besteht. Tipp: Im Kühlschrank wird Schokolade knackig und du kannst sie langsamer genießen und auf der Zunge zergehen lassen.

- Oder suche dir für jeden Tag eine hochwertige Süßigkeit aus wie eine Praline, ein paar Schokonüsse oder einen Fairtrade-Riegel. Verzehre diese ganz bewusst.
- Es ist ratsam, nicht viel an Süßem oder Knabbereien zu Hause zu haben bzw. diese nicht offen herumliegen zu lassen, sondern gut zu verwahren.
- Beschäftige dich mehr damit, woraus deine Lieblingssüßigkeiten bestehen: Verschiedene Zuckerarten, Palmöl und reichlich Zusatzstoffe? Frage dich: Will ich das wirklich oft und unbewusst essen? Suche nach Alternativen und wähle natürlichere, ökologischere oder Fairtrade-Produkte. So profitieren nicht nur deine Gesundheit, sondern auch eine nachhaltige Landwirtschaft, Menschen und Tiere.
- Statt künstlicher Gummibärchen gönn dir Bio-Fruchtsaftbären oder ungeschwefelte getrocknete Apfelringe. Anstelle von Chips schmecken gewürzte Dinkel-Cracker und statt reiner Weißmehl- und Zuckerkekse befriedigen ballaststoffreiche Haferkekse deine Naschlust!
- Backe Kekse und Kuchen für den Alltag oder das Wochenende selbst – ohne reichlich zugesetzten Zucker und ungünstige Fette! Du behältst einen Überblick über die Zutaten und kannst Alternativen wählen, die deinen Blutzuckerspiegel weniger stark ansteigen lassen.
- Probiere Rezepte mit Zutaten wie Vollkorn- oder Dinkelmehl (z. B. Type 630 oder 1050), Nüssen, Früchten, Haferflocken, Kakao und Nussmus. Zucker brauchst du nicht zusätzlich oder du kannst die Menge reduzieren. Ab und zu können Süßungsmittel wie Stevia, Erythrit oder Xylit verwendet werden. Oder nimm Apfelmark – ungezuckertes Apfelmus – oder reife Bananen: Diese dienen als Bindemittel und süßen zugleich!

- Nicecream – ein Eis aus gesunden Zutaten – lässt sich im Nu selbst herstellen: Du brauchst nur gefrorene Bananenstücke, die mit Kakao oder Beeren püriert werden. Oder gefrorene Früchte mit Nussmus oder Joghurt gemixt!
- Proteinreiche Desserts und Backwaren kannst du mit Joghurt oder Magerquark, aber auch mit weißen Bohnen oder Kidneybohnen zubereiten!
- Du bist ein herzhafter Genießer? Dann versuche selbstgeröstete Nüsse, Gemüsechips und Kichererbsen, oder Popcorn mit etwas Salz und Gewürzen.
- Isst du Süßigkeiten und Snacks mit weniger Zucker, Salz und künstlichen Geschmacksverstärkern, sinkt dein Verlangen nach industriellen Produkten oder sie kommen dir mit der Zeit sehr süß oder unnatürlich vor!
- Du bist ein Schokofanatiker? Beginne gleich morgens damit: Gib einen Esslöffel ungesüßtes Kakaopulver in dein selbstgemachtes Müsli aus Obst, Haferflocken, Milch oder Pflanzendrink! So hast du höchsten Schokoladengenuss und eine vollwertige Alternative zu einem Toast mit Nuss-Nougat-Creme oder gezuckerten Cerealien. Schokocreme, z. B. am Wochenende, darf natürlich auch sein. Aufpeppen lässt sich diese ebenfalls – mit einem grob gemahlenen Vollkornbrot und zusätzlich einem gemischten Obst- und Gemüseteller!
- Fertige eine Liste mit den Top 5 deiner Süßigkeiten oder Snacks an. Arbeite heraus: Was liebst du und auf was könntest du verzichten? Gibt es einen Ersatz, die dich genauso zufrieden stimmt?
- Setze dir eine persönliche »Deadline« für das Essen im Alltag, z. B. 20 Uhr. Nicht als striktes Gebot, sondern damit es dir leichter fällt, mit dem Naschen aufzuhören, und es bei ein paar Stücken Schokolade nach dem Abendessen bleibt.

- Weitere Tricks zum Aufhören: Putze dir die Zähne, danach hast du einen frischen Geschmack im Mund und willst nichts mehr snacken. Als Naschalternative dient auch ein zuckerfreies Bonbon. Ein Zahnpflegekaugummi bietet sich ebenfalls an, da du etwas zu kauen hast und gleichzeitig deine Zahngesundheit förderst!

Strategie »Intervallfasten«

Neben den Essenspausen tagsüber eignen sich längere Nahrungspausen zwischen der letzten und der ersten Mahlzeit des Folgetages. Du kannst sie flexibel an einzelnen Wochentagen einsetzen oder als dauerhafte Ernährungsform wählen. Dann spricht man auch vom Intervallfasten. Beim »16:8-Prinzip« handelt es sich um die beliebteste Methode: 16 Stunden am Tag wird gefastet und innerhalb von 8 Stunden wird gegessen. Die Nahrungspause wird in der Regel auf die Nacht gelegt, beispielsweise von 20 Uhr bis 12 Uhr oder von 18 Uhr bis 10 Uhr des Folgetages. Ist dieser lange Verzicht ungewohnt für dich, starte mit einer 12- oder 14-stündigen Pause.

Gewöhne deinen Körper zunächst daran und nimm seine Reaktionen und Bedürfnisse wahr: Habe ich Hunger? Brauche ich ein Frühstück oder würde ich es noch länger aushalten, ohne weniger leistungsfähig zu sein? Wie fühlt es sich an, wenn mein Körper mehr Zeit hat, die Nahrung zu verwerten? Was ändert sich dadurch?

Lange Nahrungspausen haben zahlreiche positive Effekte auf deine Gesundheit und deinen Abnehmerfolg: Die Verdauung läuft reibungsloser ab und die Darmtätigkeit verbessert sich, wenn du deinen Verdauungsorganen längere Ruhepausen gönnst. Zudem profitierst du von einer gesteigerten Fettverbrennung, da dein Körper intensiver an die Fettdepots geht. Neben dem Körperfett werden Entzündungen und freie Radikale im ganzen Körper gesenkt. Außerdem sprechen die Zellen wieder besser auf das

Hormon Insulin an und einer Insulinresistenz wird vorgebeugt. Hohe Blutdruck- und Cholesterinwerte können durch die Fastenphasen ebenfalls normalisiert werden, wodurch dein Risiko für Herz- und Gefäßerkrankungen sinkt. Auch die Zell-Erneuerung wird beschleunigt, da sich dein Körper stärker um Reparatur-Prozesse kümmern kann. Du erhältst somit ein kostenloses Anti-Aging! Des Weiteren können sich Muskeln besser regenerieren.

Bei regelmäßigem Intervallfasten beachte Folgendes:

- Achte nicht nur auf die Zeitfenster, in denen du isst, sondern genauso darauf, was und wann du isst! Es gelten die gleichen Empfehlungen einer ausgewogenen Ernährung sowie für 2–3 feste Mahlzeiten, um alle Nährstoffe zu erhalten und keine Muskelmasse abzubauen.
- Überlege dir vorab, wie du die langen Nahrungspausen umsetzen willst. Du bist kein »Frühstücker«? Dann wirst du keine Probleme haben, deine erste Mahlzeit auf 10 oder 12 Uhr zu verschieben. Dies kann ein spätes Frühstück oder bereits ein Mittagessen sein. Nachmittags kannst du bei Bedarf eine Zwischenmahlzeit wie Obst und Nüsse einbauen und schließlich bis 18 bzw. 20 Uhr dein Abendessen einnehmen.
- Benötigst du dagegen morgens ein Frühstück, um leistungsfähig in den Tag zu starten, wäre ein frühes Abendessen die bessere Wahl für dich, wenn es zu deinem Leben und Alltag passt.
- Passe deine Essenszeiten an deine Bewegungseinheiten an. Treibst du morgens Sport, warte danach nicht zu lange mit dem Essen und achte auf Körpersignale wie Hunger oder Konzentrationsstörungen.
- Trinken solltest du ganztätig! Nimm in den Nahrungspausen kalorienfreie Getränke zu dir wie Wasser, ungesüßten Tee oder Kaffee. Ein Schluck Milch oder Pflanzendrink im Kaffee geht in Ordnung, wenn er dir schwarz nicht schmeckt.

Aha-Effekt

Intervallfasten ist kein »Freifahrtsschein« fürs Schlemmen, aber auch keine Diät! Wie bei jeder anderen Ernährungsform ist entscheidend, was du in den Essenszeiten zu dir nimmst. Intervallfasten ist eine Lebensweise, mit der du ein gesundes Essverhalten entwickeln, bewusst genießen lernen und dein Wohlbefinden stärken kannst.

♥

Strategie »Lange Nahrungspausen bei Bedarf«

Du musst Intervallfasten nicht dauerhaft machen, wenn du ein »Frühstücker« bist und abends gemeinsam mit deinen Lieben essen willst. Trotzdem kannst du längere Pausen gelegentlich als clevere Strategie für Feiern oder Ausnahmen nutzen. Ein spätes Abendessen, Naschen vor dem Fernseher oder ein üppiges Buffet lässt sich ausgleichen, wenn du im Anschluss eine 16- bis 18-stündige Nahrungspause einlegst! So können »Ausrutscher« oder »Genießertage« kompensiert werden, ohne dass dein Abnehmerfolg enorm darunter leidet. Ideal ist, wenn du am nächsten Tag reichlich Obst und Gemüse verzehrst – auch um überschüssige Säuren zu neutralisieren. Unterstützen kann dich dabei ein basischer Kräutertee.

Nahrungspausen sind somit eine geschickte Möglichkeit, um energiereiche und ungünstige Mahlzeiten auszugleichen, ohne dir Vorwürfe zu machen. Achte an den anderen Tagen einfach wieder auf eine vollwertige Ernährung.

Aha-Effekt

Nutze lange Nahrungspausen über Nacht als clevere Strategie, um geplante oder ungeplante »Ausreißer« zu kompensieren – ohne schlechtes Gewissen und Reue, vor allem, wenn du dich am nächsten Tag mit einer vitalstoffreichen Kost versorgst!

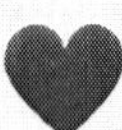

Strategie »Planen«

Du weißt, dass eine Feier, ein Buffet oder ein Abend mit Snacks und alkoholischen Getränken ansteht? Dann plane vorab, wie du damit umgehst! Es gibt viele Möglichkeiten: Lege anschließend eine lange Essenspause ein, absolviere davor oder danach eine Sporteinheit oder starte am nächsten Tag mit einer nährstoffreichen Mahlzeit. So kannst du Ausnahmen ohne Schuldgefühle und Verzicht genießen. Oder plane gezielt einen regelmäßigen »Cheat«-Abend oder -Nachmittag ein, an dem du gerne naschst, wie einen wöchentlichen Spiele-, Film- oder Zockerabend. Das ist besser als ein gesamter »Cheat-Day«, da so deine Einstellung nicht lautet: »Es ist komplett egal, was ich heute esse.« Überlege stattdessen, wie du deine übrigen Mahlzeiten darauf abstimmst. Wähle z. B. als Abendessen eine Gemüsemahlzeit mit Eiweißkomponente, wenn es danach Süßes oder Chips gibt. Oder kompensiere den Genuss mit Bewegung und Intervallfasten.

Am Wochenende kannst du ebenfalls clever vorgehen: Du wirst dir vielleicht mehr gönnen, behalte aber trotzdem einen festen Mahlzeitenrhythmus mit 2–3 Mahlzeiten bei und iss zwischendurch nichts. Lasse die erste Mahlzeit nach Belieben weg oder verschiebe sie nach hinten. Oder lasse das Abendessen ausfallen, wenn du tagsüber viel gegessen hast, oder nimm es am späten Nachmittag ein. Und auch wenn es mehr Süßes oder Fettiges gibt – versorge deinen Körper gleichzeitig mit nahrhaften und sättigenden Komponenten wie einem Obstteller zum Brunch und einem Gemüseteller oder Salat zur Pizza. So handelst du nicht nach dem Motto: »Am Wochenende schaffe ich es sowieso nicht, dann lasse ich es gleich bleiben«, sondern du hast genauso Vitalstoffe, Nahrungspausen und eine feste Struktur. Dadurch verfällst du weniger in Extreme. Auch ein langer Verdauungsspaziergang tut gut und verbrennt Energie. Auf diese Weise behältst du ein gutes Gefühl und kommst weg vom reinen Schwarz-weiß-Denken: »Jetzt muss ich alles

›Ungesunde‹ essen, weil ich ab Montag wieder auf Diät bin.« Stattdessen gehst du entspannter mit dem Essen um, weil du auch unter der Woche naschen darfst! Im Urlaub ist es ähnlich: Behalte deine festen Mahlzeiten bei und wähle am Buffet oder im Supermarkt ebenso frische und nährstoffreiche Speisen – auch wenn du dir insgesamt mehr Genuss als im Alltag gönnst.

Strategie »Akutfall«

Ergibt sich spontan etwas oder du merkst, dass du dich nicht »zügeln« kannst und Lust auf Fast Food, Chips, Süßigkeiten und Co. hast, reagiere flexibel und ohne Selbstvorwürfe. Wirf danach nicht alle Vorsätze über Bord nach dem Alles-oder-nichts-Prinzip: »Jetzt ist es eh egal, ich beginne nächste Woche wieder mit einer ausgewogenen Ernährung.« Sprich stattdessen innerlich liebevoll und verantwortungsbewusst mit dir und überlege, wie du nun vorgehst. Gehe weg von Schuldgefühlen und vom kompletten Aufgeben und sage dir: »Es war heute mehr Energie, mehr Zucker und Fett als geplant, aber ich wollte es gerne essen und es hat mir geschmeckt. Ich werde einfach in meiner nächsten Mahlzeit reichlich Vital- und Ballaststoffe einbauen, morgen einen zügigen Spaziergang oder ein Workout für meine Muskeln machen.« Dann ist dein Körper auch bei »Rückfällen« oder an Schlemmer-Tagen gerüstet und kann beispielsweise durch eine lange Nahrungspause das Essen gut verarbeiten und sogar noch in die Fettverbrennung kommen. Versuche außerdem, gerade »ungesunde« Speisen bewusster zu verzehren, anstatt dich währenddessen schlecht zu fühlen. Wenn du dir etwas gönnst, genieße es und übe dich in Wertschätzung und Dankbarkeit!

Strategie »Trinken«

Es fällt dir schwer, tagsüber genug zu trinken? Trinke auf jeden Fall gleich morgens bzw. vor der ersten Mahlzeit ein Glas lauwarmes Wasser. Denn nach dem Aufstehen benötigt dein Körper ausreichend Flüssigkeit, um den Stoffwechsel in Schwung zu bringen und Abbauprodukte abzutransportieren. Trinke eine halbe Stunde vor den Mahlzeiten reichlich und während dem Essen bei Bedarf, wenn du zwischendurch nicht daran denkst. Durch das Trinken vorab tritt auch das Sättigungsgefühl eher ein. Stelle dir volle Gläser und Wasserflaschen an sichtbare Stellen oder nutze eine App zur Erinnerung. Und greife hauptsächlich zu Wasser! Du trinkst gerne Süßes? Dann kann deine Strategie lauten: Im Alltag ungesüßte Getränke und als Ausnahme oder Genuss eine Saftschorle oder einen Softdrink. Fruchtsäfte sind eher als gelegentlicher Obst-Ersatz zu betrachten. Gegen ab und zu ein alkoholisches Getränk wie ein Glas Wein, eine Weinschorle oder ein Bier spricht natürlich auch nichts. Sei dir jedoch bewusst: Alkohol ist Gift für deinen Körper und wird zuerst abgebaut. Andere Verdauungsprozesse bleiben zunächst auf der Strecke und die Fettverbrennung wird gehemmt. Genieße Alkohol daher in dosierten Mengen oder nur zu besonderen Anlässen. Glühwein oder Punsch kannst du mit reichlich Tee und weniger Wein bzw. Saft zubereiten.

Strategie »Bewegung«: Sport mit Spaß

Wie du weißt – Bewegung ist wichtig für dein Herz-Kreislauf-System, starke Knochen und den Erhalt deiner Muskulatur. Du musst aber nichts tun, was du nicht willst.

Betreibst du keinen anderen Ausdauersport, ergreife alle Möglichkeiten im Alltag, die sich dir bieten:

- Steige Treppen, anstatt Aufzug zu fahren.
- Zur Arbeit, in die Stadt oder zu einem Treffen kannst du zu Fuß gehen oder radeln, eine Station früher aussteigen oder weiter weg parken.
- Arbeite bei einem Bürojob, wenn möglich, an einem Stehtisch, anstatt nur zu sitzen.
- Mache in der Mittagspause oder in deiner Freizeit zügige Spaziergänge. Auch ein Verdauungsspaziergang nach dem Essen tut gut und es wird direkt Energie verbrannt.
- Erstelle auf deinem Handy eine Playliste mit deinen Lieblingssongs. Höre Musik, wenn du zu Fuß unterwegs bist, dadurch gehst du automatisch schneller und bekommst gute Laune.
- Zu Hause tanzen geht immer! Du entwickelst ein besseres Körpergefühl, lässt negative Emotionen los und hebst deine Stimmung.
- Außerdem: Vom reinen Abnehmen werden Beweglichkeit und Körperbewusstsein nicht besser. An deiner Körperspannung und -haltung kannst du aber jetzt schon arbeiten!
- Integriere deine Lieblingsmenschen und bewegt euch regelmäßig gemeinsam.

Was du ergänzend trainieren darfst, ist deine Muskulatur. Auch dazu musst du nicht in ein Studio oder einen Verein gehen, wenn du das nicht willst oder keine Zeit hast:

- Muskeltraining lässt sich unkompliziert zu Hause betreiben – durch Übungen mit dem eigenen Körpergewicht! Das Internet ist voller effektiver Kraft- oder Yogaübungen mit professionellen Anleitungen und Videos. Stelle dir ein kleines Repertoire für verschiedene Muskelgruppen zusammen.

- Führe die Übungen zwei- bis dreimal pro Woche für 10–30 Minuten durch – wann immer du Zeit und Energie hast! Teile sie auf, z. B. montags Bauch und Arme (mit Übungen wie »Planks«, »Burpees« und »Russian Twists«) und mittwochs Oberschenkel und Po (mit Übungen wie »Squats«, »Lunges« und »Bridging«).
- Mache deine Workouts zu Musik oder abends zu einem Film oder Hörspiel, so bleibst du motiviert und hast eine Unterhaltung – und schon ist eine halbe Stunde um!
- Absolviere Partner-Fitnessübungen mit Familienmitgliedern – das macht noch mehr Spaß!
- Du wirst sehen – mit der Zeit wirst du besser, kannst eine Übung bald länger halten oder schaffst mehr Wiederholungen. Damit stärkst du nicht nur deine Muskeln, wirst beweglicher und deine Haut wird straffer, sondern du gewinnst auch ein neues Körper- und Selbstbewusstsein!
- Willst du eine individuelle Betreuung durch einen Experten, hole dir zum Einstieg Unterstützung von einer Sportfachkraft oder einem Physiotherapeuten.
- Es gibt zahlreiche Apps für kurze Workouts oder Online-Fitness-Studios mit Kursen wie Pilates, Yoga, Tanzen oder Kickboxen. Probiere aus, was dir gefällt, und vereine Ausdauer mit Kraft!

Du siehst: Bewegung muss kein Zeitfresser sein, sondern lässt sich leicht in deinen Alltag integrieren. Es darf Spaß machen und einfach sein. Ausreden sind nicht nötig und du tust es sowieso nicht für andere, sondern einzig und alleine für dich!

Essenz Anwendung

Willst du noch immer feste Pläne oder ein strenges Abnehm-Programm vorgelegt bekommen? Oder hast du Lust, dein eigenes Konzept zu entwickeln? Deine neue Einstellung darf lauten: »Es ist mein Leben, mein Körper, meine Verantwortung. Ich bestimme selbst, was ich wann zu mir nehme!« Denn so einzigartig, wie du bist, deine Lebensumstände, Vorlieben und Bedürfnisse sind, kannst nur du deine Ernährung gestalten. Du entscheidest, welche Lebensmittel du kaufst, welche Speisen du zubereitest und welchen Mahlzeitenrhythmus du wählst. Finde heraus, was für dich geeignet ist und welche Strategien du anwenden willst, um alles, was du liebst, zu integrieren. Und finde heraus, auf was du verzichten kannst, ohne dass du es vermisst, wie süße Getränke oder Zwischenmahlzeiten. Oder was du nur zu besonderen Anlässen oder an bestimmten Tagen genießen willst.

Es gibt nicht »die eine« richtige Strategie zum Abnehmen oder Gewicht halten. Nur du kannst feststellen, welche Ernährungsweise du langfristig beibehalten willst, und wie es dabei deinem Körper und deiner Seele geht. Reflektiere regelmäßig, orientiere dich am Tellermodell und baue deine Strategien für Wochenenden, Stress, Feierlichkeiten und Co. ein – kreiere dein persönliches Erfolgskonzept ohne Verzicht und Reue! Auch dein Körpergefühl und Wohlbefinden werden von deinem neuen entspannten Essverhalten profitieren – das ist mehr wert als jeder kurzfristige Diäterfolg!

Du hast erkannt, dass deine Ernährungsweise ungünstig ist, und willst etwas verändern? Dann dürfen sich Körper und Gesundheit schon einmal freuen! Oder wurdest du darin bestätigt, dass du dich ausgewogen ernährst und ausreichend bewegst und verstehst nicht, warum du es nicht schaffst, (weiter) abzunehmen? Dann beschäftige dich intensiv mit dem nächsten Kapitel. Darin wirst du neue Blickwinkel und Ansätze erhalten.

Jetzt bist du dran!

Wie gestalte ich künftig meinen Mahlzeitenrhythmus, wie oft und wann esse ich? Welche Nahrungspausen plane ich ein?

Das sind meine Strategien für ein ausgewogenes und entspannteres Essverhalten:

Meine Strategien für Süßes, Naschen und bei Heißhunger

....

....

....

....

....

....

....

....

....

....

....

Meine Strategien bei Stress im Alltag und auf der Arbeit

....

....

....

....

....

....

....

....

....

....

....

Meine Strategien in der Freizeit, am Wochenende, im Urlaub, bei Feiern

Wie und wann baue ich künftig Sport oder Bewegung im Alltag ein? Wie trainiere ich Ausdauer und Muskeln? Welche Benefits habe ich dadurch?

Kapitel III

Selbstliebe Schlüssel zum Erfolg

Nach den ersten beiden Kapiteln hast du eine Vorstellung von deiner künftigen Ernährungsweise und blickst zuversichtlich auf eine nachhaltige Gewichtsreduktion? Dann freue dich auf dieses Kapitel. Darin wird sich dir eine Tür mit ungeahnten Möglichkeiten eröffnen, wenn du dich darauf einlässt.

Es geht hier um die Macht des Unterbewusstseins und die Kraft der eigenen Gedanken, die auch beim Abnehmen eine große Rolle spielen. Denn Selbstliebe ist eng mit tief verankerten Überzeugungen verknüpft. Von diesen hängen letztlich alle bewussten und unbewussten Entscheidungen sowie die Ergebnisse, die wir erzielen, ab.

Selbstliebe – was ist das?

Viele Menschen nennen in der Ernährungsberatung als oberstes Ziel »Abnehmen«, aber auch Dinge wie: »Ich will mich wieder mögen und in meinem Körper wohlfühlen; mich modisch anziehen können; mich wieder schön finden und mehr Selbstbewusstsein haben.« Einige haben erfolglose Diätversuche hinter sich und andere haben bereits viel umgesetzt, aber das Gewicht stagniert. Es folgen Gedanken wie: »Ich nehme nicht ab. Es klappt einfach nicht. Ich bin nicht gut.« Hier setzen die Selbstliebe und die Macht des Unterbewusstseins an.

Selbstliebe – das klingt zunächst unbedeutend und vielleicht auch egoistisch. Sie ist jedoch das Schlüsselelement in deinem Leben, und zwar für alle Bereiche: Gesundheit, Wohlbefinden, Freude, Erfolg, Beziehungen, berufliche und private Erfülltheit.

Werde dir über eines klar: DU bist der wichtigste Mensch in deinem Leben, denn du wirst mit niemand anderem mehr Zeit verbringen als mit dir selbst! Das hat nichts mit Egoismus zu tun: Nur wenn du dich selbst liebst und wertschätzt, kannst du körperlich und seelisch gesund sein und mit ganzem Herzen Liebe geben und empfangen. Wenn es dir nicht gut geht, wenn du krank wirst, weil du nicht gut für deinen Körper und dein Wohlbefinden sorgst oder deine Bedürfnisse übergehst, wirkt sich das auch auf dein Umfeld aus: Du kannst nicht mehr so gut für andere da sein und deine Lieben leiden mit. Oder deine Beziehung wird belastet. Sorgst du aber bestmöglich für dich und gehst liebevoll mit dir um, spürt das deine Umgebung ebenfalls. Du ruhst in dir und verbiegst dich nicht, um irgendwo dazuzugehören. Du verbreitest mit deiner Haltung positive Gedanken und Gefühle, dienst mit deiner Selbstfürsorge unbewusst als Vorbild und inspirierst andere, es dir gleich zu tun. Egoismus ist etwas anderes: Er ist gegen jemanden, du denkst nur an deinen Vorteil, benutzt oder drängst andere zur Seite.

Viele Menschen erwarten zudem von ihrem Partner, sie glücklich zu machen. Die längste Beziehung führst du aber mit dir selbst! Das Bedürfnis »Liebe in dir« solltest du dir auch selbst geben können. Dein Partner ist nicht dafür verantwortlich, wie du dich fühlst, denn Gefühle sind nur Folge deiner Bewertung! Eine Partnerschaft zeigt uns durch bestimmte Auslöser, wo wir noch heilen oder hinschauen dürfen. Du bist jedoch alleine für deine innere Welt, für alles, was du mit dir machen lässt, und deine Entscheidungen verantwortlich. Es ist deine eigene Aufgabe, dich glücklich zu machen und Halt in dir selbst zu finden. Eine schöne Beziehung funktioniert somit nur, wenn beide auch gut für sich sorgen.

Selbstliebe ist letztlich die Basis für ein glückliches Miteinander aller Menschen. Denn wenn du zu dir liebevoll bist, bist du es auch zu anderen und du ziehst andere liebevolle Menschen an. Wenn folglich jeder Mensch mit sich im Reinen wäre, würde er auch allen anderen mitfühlender und respektvoller begegnen und niemand würde mehr etwas tun, was einen anderen verletzt.

Aha-Effekt

Selbstliebe bedeutet Selbstfürsorge und Selbstannahme. Du handelst mit offenem Herzen und bist liebevoll zu dir selbst – und zu anderen. Selbstliebe ist der Schlüssel für alles – Liebe und Gesundheit entstehen in deinem Inneren!

Was haben Selbstliebe und Abnehmen nun miteinander zu tun? Selbstliebe wirkt sich wie auf alle Bereiche deines Lebens auch auf dein Körper- und Selbstwertgefühl aus. »Wissen« und »Anwendung« helfen dir langfristig nicht, wenn in deinem Inneren Glaubenssätze verankert sind wie: »Ich bin nicht liebenswert«, »Ich muss leisten, um geliebt zu werden«, »Ich bin nicht gut genug«, »Ich bin nicht schön«. Diese Glaubenssätze, durch Erfahrungen und besonders in der Kindheit geprägt, sitzen tief in deinem Unterbewusstsein. Dieses spielt eine maßgebliche Rolle: Nur fünf Prozent deiner Entscheidungen werden täglich bewusst getroffen, 95 Prozent von deinem Unterbewusstsein, in welchem alle Überzeugungen gespeichert sind. Die gute Nachricht: Du kannst dein Unterbewusstsein gezielt beeinflussen. Denn du erschaffst im Innen, was außen passiert!

Dein Unterbewusstsein – die Kraft deiner Gedanken

Hole dir zunächst deine tiefsten Überzeugungen ins Bewusstsein: Was glaube ich über mich? Was denke ich über Gesundheit, Abnehmen, Arbeit, Geld, Beziehungen, Liebe? Was du über dich denkst, bestimmt dein Leben, denn damit erschaffst du deine Realität. Ist deine innerliche Überzeugung: »Ich bin nicht gut genug«, leiten sich Gedanken ab wie: »Ich schaffe das nicht. Ich bekomme den Job nicht. Ich nehme nicht ab. Ich werde von anderen immer nur ausgenutzt«. Auf diese Gedanken folgen Gefühle wie Angst, Hilflosigkeit oder Scham und du triffst Entscheidungen, die dich klein machen oder hindern, um dich vermeintlich zu schützen. Aus diesen Entscheidungen resultieren wiederum negative Erfahrungen, mit der Schlussfolgerung: »War ja klar!« So entsteht ein Teufelskreis aus Gedanken, Gefühlen, Entscheidungen und Erfahrungen. Hinterfrage also deine Hauptglaubenssätze und Vorurteile. Hast du sie identifiziert, verbinde dich mit den dahinterstehenden Gefühlen wie Trauer oder Wut, und erkenne sie an. Das ist ein weiterer

Schritt in Richtung Heilung und Veränderung. Nun kannst du deine Überzeugungen, Gedanken und Emotionen loslassen und transformieren. Frage dich dazu: Wer will ich sein? Was will ich machen in meinem Leben? So kommst du deinem »wahren Selbst« näher und lernst verstehen, wer du bist. Du kannst eine neue Welt in dir mit neuen Gedanken erschaffen: »Ich bin gut genug. Es darf leicht sein. Ich verdiene es, glücklich zu sein. Ich bestimme selbst über mein Leben.« Folglich werden neue Überzeugungen in deinem Unterbewusstsein abgespeichert. Du gerätst in einen Kreislauf, der auf einmal andere Gefühle und Erfahrungen in dein Leben bringt, die dich wieder in deinem »neuen Ich« bestärken. Weil du deine innere Welt verändert hast, ändert sich alles im Außen.

Aha-Effekt

Du trägst die Verantwortung für dein Leben, deine Gefühle und deine Entscheidungen. Deine Gedanken und dein Handeln werden durch dein Unterbewusstsein gesteuert. Veränderst du deine innere Welt, verändert sich deine äußere Welt!

Das Gesetz der Anziehung – so einfach geht's?

Hast du schon vom »Gesetz der Anziehung« gehört? Nein? Dann wird es höchste Zeit! In diesem Zusammenhang wird auch vom »Manifestieren« gesprochen. Manifestieren bedeutet, etwas aus der »geistigen« in die »grobstoffliche« Ebene zu holen. Also einen Gedanken oder tiefen Wunsch tatsächlich in der Realität zu erschaffen. Hört sich abenteuerlich an? Du machst es aber bereits den ganzen Tag! Du manifestierst nämlich immer, bewusst oder unbewusst. Alles, was du jetzt hast, hast du dir selbst manifestiert, »Gutes« wie »Schlechtes«. Das heißt, wenn du bisher viel »Negatives« manifestiert hast, kannst du auch das Gegenteil erzeugen!

Der Hintergrund ist ein wichtiges Prinzip, das du kennen musst: ***Energie folgt der Aufmerksamkeit!*** Energie fließt dahin, wo deine Aufmerksamkeit hingeht. Du bekommst mehr von dem, womit du dich unbewusst den ganzen Tag beschäftigst. Legst du viel Energie auf Dinge, die dich stören, wütend oder traurig machend, lenkst du deine Aufmerksamkeit auf etwas, das du nicht willst! Manifestieren funktioniert somit nach deiner inneren Haltung. Mit deinem Fokus entscheidest du, was du in dein Leben ziehst. Du kannst aus dem »Modus« von Angst, Schmerz und Mangel erschaffen oder aus dem Modus von Fülle, Freude und Liebe.

Mit diesen 3 Schritten wendest du das Gesetz der Anziehung an

1. Dein Ziel visualisieren: Stelle dir im Detail vor, was du dir wünschst. Nicht nur: »Ich will schlanker sein, einen erfüllenden Job, eine schönere Beziehung oder mehr Geld haben.« Du musst ganz konkret »bestellen«! Dafür musst du genau wissen, was du willst: Was ist meine absolute Idealvorstellung? Wie will ich sein? Was bedeutet Erfolg für mich? Woran merke ich, dass ich mein Ziel erreicht habe? Wie sehe ich aus? Was habe ich an? Welche Körperhaltung habe ich? Was mache ich? Wo bin ich? Wer ist bei mir? Wenn du unkonkret »bestellst«, kommt auch etwas, aber du erkennst es vielleicht nicht einmal.

2. Ins Gefühl gehen: Wie fühlt es sich an, wenn du dein Ziel, deine absolute Traumvorstellung erreicht hast? Du musst es bereits jetzt spüren können, wie erfüllt und dankbar du bist, wenn deine »Bestellung« eingetroffen ist! Gehe mit deinem Zielbild intensiv in ein Gefühl der Freude, Leichtigkeit und Lebendigkeit. Hast du Schwierigkeiten damit, nutze das Gefühl der Dankbarkeit. Durch das »Spüren« trickst du dein Unterbewusstsein aus: Du bringst es dazu, neue Verknüpfungen mit etwas zu erschaffen, das aktuell noch nicht da ist. Auf diese Weise ziehst du es in die Realität. Das Geheimnis und gleichzeitig die Schwierigkeit des Manifestierens lautet: Etwas so zu fühlen, als wäre es schon da!

3. Vertrauen und Loslassen: Gehe immer wieder in dieses Gefühl, aber lasse deinen Wunsch, deine Zielvorstellung anschließend los und vertraue darauf, dass es eintrifft. Du hast »bestellt«, daher wird es geliefert. Du musst dich auch nicht damit beschäftigen, WIE es passiert, und es nicht kontrollieren. Du musst es dir jedoch glauben können, dass es tatsächlich kommt! Beginne mit einfachen Dingen, Kleinigkeiten wie einen geringen Geldbetrag auf der Straße zu finden, einen Anruf einer bestimmten Person zu erhalten, einen Parkplatz zu bekommen, einen ungewöhnlichen Gegenstand zu finden, ein Tier vor deinem Fenster zu sehen. So kommst du stärker ins Vertrauen, dass es wirklich funktioniert. Du musst es üben und trainieren, am besten täglich, z. B. morgens nach dem Aufwachen und abends vor dem Einschlafen. Du kannst alles in deinem Leben erschaffen, was du dir glauben und fühlen kannst. Und sei geduldig! Denn wenn du skeptisch bist oder die Einstellung hast: »Wann kommt es endlich? Es funktioniert ja doch nicht!«, erschaffst du genau diese Resultate – einen Mangel an Zeit oder dass es nicht klappt. Lasse los und vertraue.

Tipps für mehr Erfolg:

- Manifestiere nicht unter Zwang oder Druck, sondern aus der Ruhe, Entspannung und einer gelassenen, freudigen Einstellung. Es fällt dir nicht leicht, in ein Gefühl zu gehen, weil du es verlernt hast Gefühle zu zeigen? Übe es, wann immer du einen ruhigen Moment hast!
- Es gibt es keine Grenzen, du kannst theoretisch alles, was du willst, in die Realität holen. Beschränkungen bestehen nur in unserem Kopf durch unsere Glaubenssätze. Wo sind deine Grenzen? Was hältst du nicht für möglich für dich? Beginne klein, bestärke dich durch neue Erfahrungen und Erfolge. Und auch wenn du das Manifestieren »beherrscht«, heißt das nicht, dass dir nur noch positive Dinge passieren werden. Denn wir müssen zum Teil unangenehme oder schmerzhafte Erfahrung machen, um dadurch zu lernen und uns verändern zu können. Das benötigst du für deine Entwicklung. Vergiss also nicht: Es passiert alles FÜR dich!
- Dein Unterbewusstsein orientiert sich auch an deiner »Familienidentität«. Wenn diese lautet: »Wir haben nicht viel Geld« oder »Wir sind alle übergewichtig« und mit entsprechenden Glaubenssätzen wie: »Das ist bei uns nicht möglich«, »viel Geld ist etwas Schlechtes« oder »niemand

von uns nimmt erfolgreich ab« verbunden ist, sage bewusst: »Ich verfolge nun eine andere Identität und löse alte Überzeugungen auf.« Frage dich: Welche Identität will ich haben?

- Krankheiten oder Unverträglichkeiten haben oft eine seelische Ursache wie Stress im Job, das Gefühl, den Erwartungen anderer entsprechen zu müssen oder nicht gut genug zu sein. Auch hier kannst du Glaubenssätze auflösen und gleichzeitig an deiner Selbstliebe arbeiten.
- Das Rezept für ein glückliches Leben lautet: Dankbarkeit und Wertschätzung für das, was du hast. Sieh das Besondere im Alltäglichen und gehe weg von einem »Mangelbewusstsein« in ein »Füllebewusstsein«. Schaffe von innen nach außen, nicht durch Konsum von außen nach innen!

Aha-Effekt

Energie folgt der Aufmerksamkeit! Du manifestierst alles in deinem Leben. Du musst es nur bewusster machen und kannst damit die gewünschten Ergebnisse erzielen. Nutze dabei die Kraft des Fühlens. Nicht nur, was wünsche ich mir, sondern was fühle ich, wenn ich mein Ziel erreicht habe. Gehe stärker in die Freude und Dankbarkeit!

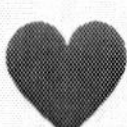

Nutze deine innere Kraft – verwirkliche deine Ziele!

- Schreibe eine Liste: Wie sieht meine absolute Idealvorstellung von mir und meinem Leben aus? Was bedeutet Erfolg für mich? Was ist meine »Ziel-Identität?« Wie bin ich, wenn ich abgenommen habe oder gesund bin? Was ist dann anders?
- Überlege: Was davon kann ich jetzt schon umsetzen und tun, als hätte ich mein Ziel bereits erreicht? Beispiel: Ziehe dir schöne Kleidung an, die deiner Figur schmeichelt oder style dich um, sodass du dich bereits jetzt wohler und schöner fühlst! Arbeite an deiner Körperspannung, um ein neues Körpergefühl zu bekommen. Koche für dich alleine, auch wenn du eigentlich erst kochen würdest, wenn du einen Partner hast. Lebe dein Zielbild im dir möglichen Rahmen jetzt schon! Lies dich über deine Wunsch-Themen ein, sieh dir Videos an oder suche bestimmte Orte auf. Hauptsache, du beschäftigst dich mit deinen Zielen und gehst mit konkreten Vorstellungen intensiv in ein Gefühl. Denn dein Gehirn schafft Verknüpfungen und wenn du Dinge erlebst, bereitest du es vor, sie in die Realität zu holen. Signalisiere deinem Unterbewusstsein: Ich bin bereit für einen Abnehmerfolg, eine Partnerschaft oder meinen Traumjob!
- Du kannst dich jederzeit innerlich verändern und neu erfinden. Entscheide und trainiere, wer du sein willst, wie du denken, handeln und fühlen willst. Setze dir dazu morgens eine konkrete Intention, woran du arbeiten willst, wie: »Heute will ich besonders dankbar, geduldig oder einfühlsam sein.«
- Du willst eine schöne Beziehung? Reflektiere: Wer will ich sein in einer Partnerschaft? Was ist meine Definition einer erfüllten Beziehung? Sei dir bewusst: Du musst dir selbst auch ein guter Partner sein! Dann ziehst

du einen passenden Partner an oder deine Beziehung ändert sich maßgeblich, wenn du dich veränderst.

- Stelle dir dein Leben in ein paar Jahren vor: Dann wäre längst alles so, wie du es willst. Spüre dort hinein und nimm Details wahr: Wie sehe ich aus, wie oder mit wem lebe ich, wie ist mein Alltag? Welche Gefühle und Wahrnehmungen will ich haben?
- Die Macht der Dankbarkeit: Sei bereits morgens nach dem Aufwachen dankbar für das, was du hast, wie gut dein Tag laufen wird oder vorab: gelaufen ist! Eine weitere Strategie: Drehe abends Geschehnisse, die nicht nach deinen Vorstellungen verlaufen sind, ins Positive und gehe in ein Gefühl der Freude darüber. Was passiert: In deinem Unterbewusstsein wird es anders abgespeichert! Schreibe ein Dankbarkeitstagebuch, in dem du regelmäßig notierst, für was du dankbar bist. Und längerfristig gedacht: Sei jetzt schon dankbar für Dinge, die du in die Realität holen willst!

Krankheiten – Botschaften des Körpers

Was hat eine Krankheit mit Selbstliebe zu tun? So einiges! Eine Erkrankung oder ein Symptom zeigt stets ein Ungleichgewicht zwischen Körper und Seele auf. Es ist ein Kommunikationsweg deines Körpers mit dir. Es gilt hinzuschauen, was dein Körper dir mitteilen will und woran du arbeiten darfst. Krankheiten oder Unfälle können auch kommen, um dich zu erinnern, dass du nicht mehr auf deinem »Seelenweg« bist. Ein Zitat von Ulrich Schaffer lautet:

»Geh Du vor«, sagte die Seele zum Körper,
»auf mich hört er nicht. Vielleicht hört er auf Dich.«
»Ich werde krank werden, dann wird er Zeit für Dich haben«, sagte der Körper zur Seele.

Der Schlüssel-Gedanke: Du darfst zunächst dankbar sein für alle Beschwerden und Symptome! Sie sind Hinweise deines Körpers und du kannst damit arbeiten, bevor sich möglicherweise eine schlimmere Erkrankung einstellt. Analysiere: Wo könnte die Ursache des »Problems« liegen? Kümmere ich mich nicht gut genug um mich? Fehlen mir wichtige Nährstoffe? Oder ist mein Körper überlastet durch die Folgen einer ungünstigen Ernährung, mangelnden Bewegung oder Sucht? Überprüfe daher zum einen deine Lebensweise. Viel Zucker, tierische Produkte und künstliche Zusatzstoffe, Nikotin, Medikamente und Alkohol können sich in Entzündungen, Unverträglichkeiten und Erkrankungen äußern. Schau hin, wo du etwas verändern kannst. Und frage dich, warum du manche Dinge im Übermaß zu dir nimmst. Oder warum du unbewusst nebenbei isst. Gerade Stress wirkt sich nachteilig auf deine Gesundheit aus – er begünstigt entzündliche Prozesse und Darmbeschwerden. Dein Lebensstil zeigt auf, wie sehr du dich liebst. Und Lieblosigkeit macht krank.

Gleichzeitig haben Beschwerden und Krankheiten meist eine psychosomatische Komponente. Ein Spruch aus dem Volksmund lautet: »Wenn die Seele weint und der Mund schweigt, spricht der Körper!« Negative Emotionen und Erfahrungen können sich in deinem Körper festsetzen und Erkrankungen bewirken, wenn du dich nicht mit deinen Gefühlen befasst. Auch Übergewicht hat oft seelische Ursachen: Erhöhtes Körperfett kann bedeuten, dass du keinen an dich, an dein Innerstes, heranlassen willst. Du hast quasi einen Schutzpanzer um dich geschaffen. Übermäßiges Essen soll eine innere Leere in dir füllen und dir fehlende (Selbst-)Liebe geben. Aber auch ein übertriebener Schlankheitswahn oder ein Ankämpfen gegen die eigene Körperform durch strenge Diäten ist ungesund, es spricht für ein geringes Selbstwertgefühl und ebenfalls wenig Selbstliebe.

Werde dir bewusst: Du bestimmst über dein Leben. Wenn du nicht gut für dich sorgst, deine Bedürfnisse und Gefühle übergehst, abhängig bist, dich permanent ablenkst und dämpfst durch Fernsehen und Handy, einer ungeliebten Arbeit nachgehst oder viel Stress hast, kannst du krank werden. Wie zeigt sich in deinem Umgang mit dir, dass du dich liebst? Übernimm die Verantwortung für deine Gesundheit, nur du trägst sie, kein Arzt, kein Partner, keine Medikamente.

Veränderungen – sowohl in deiner äußeren Lebensweise als auch in deiner inneren Haltung – können Erkrankungen therapieren oder lindern. Reflektiere: Wie sehr liebe ich mich? Was kann ich in meinem Leben verändern? Tue ich etwas gegen meinen Willen? Halte ich zu stark an etwas fest? Trage ich eine zu große Last? Habe ich Erlebnisse in der Vergangenheit nicht genug aufgearbeitet oder verdrängt? Negative Erfahrungen kommen meist an die Oberfläche, weil sie aufgelöst und geheilt werden wollen.

Aha-Effekt

Krankheiten sind Botschaften deines Körpers, um etwas zu verändern und um körperlich und seelisch zu heilen. Frage dich: Was teilt mir mein Körper mit, wo darf ich hinschauen, was kann ich bearbeiten? Übernimm Verantwortung für deine Gesundheit und verstecke dich nicht in der Opferrolle.

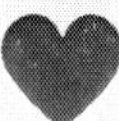

Selbstliebe – das Geheimnis beim Abnehmen?

Wie du erfahren hast, hat Selbstliebe viel mit deinen unbewussten Überzeugungen und Gedanken zu tun. Es lohnt sich, an diesen genauso intensiv zu arbeiten wie an deiner Ernährungsweise, insbesondere wenn bisherige Abnehmversuche nicht erfolgreich waren oder du kein schönes Verhältnis zu deinem Körper hast. Selbstliebe bedeutet: Ich bin liebevoll zu mir selbst und nehme mich an, wie ich bin. Das heißt auch: Ich strafe mich nicht mit strengem Verzicht, strikten Diäten oder Vorwürfen, wenn ich in alte Muster verfalle oder ein Ziel nicht sofort erreiche.

Die Voraussetzung für eine Veränderung ist, dass du bereit dafür bist und einen klaren Fokus hast, wo du hinwillst! Arbeite an deinen Glaubenssätzen und nutze das Gesetz der Anziehung. Gehe intensiv in ein Gefühl: Wie fühle ich mich, wenn ich mein Ziel erreicht habe? Wie fühlt sich gesund sein an? Setze dir anstatt einer Anzeige auf der Waage Ziele wie: »Ich bin voller Energie und Freude. Ich finde mich gut so, wie ich bin. Ich fühle mich lebendig und schön.« Wenn du das fühlen kannst, ziehst du das ins Leben, was und wie du sein möchtest. Und setze neben der Ernährung konkrete Dinge jetzt schon um, beschäftige dich beispielsweise mit Mode, arbeite an deinem Körpergefühl und tue Dinge, die du sonst erst dann tun würdest. Auf diese Weise erstellt dein Gehirn neue Verknüpfungen.

Deine künftige Einstellung zum Essen darf lauten: »Ich liebe mich, daher will ich meinen Körper optimal versorgen. Ich wähle Speisen, die mir schmecken und mich sättigen. Gleichzeitig verzichte ich nicht auf ›ungesündere‹ Nahrungsmittel, die Genuss für mich bedeuten. Ich baue diese geschickt in ein ausgewogenes Ernährungsmuster ein und entwickele für mich passende Strategien. So kann ich in allen Lebenssituationen flexibel reagieren. Selbstliebe kann aber auch bedeuten, ›Nein‹ zu sagen, weil ich erkannt habe, dass mir etwas nicht guttut. Außerdem achte ich mehr auf meine Bedürfnisse und arbeite Alternativen zum Essen, gerade bei ›emotionalem Hunger‹, heraus.«

Ein weiterer Tipp, wie du besser in die Selbstliebe kommst: Sprich mit dir wie zu deinem »inneren Kind«. Dem kleinen Kind, das du einmal warst und das noch immer in dir ist. Behandelst du dich selbst wie eine fürsorgliche Mutter, wirst du nicht mehr so hart zu dir sein und streng über dich urteilen oder voller Selbstvorwürfe sein. Stattdessen wirst du sanfter mit dir sprechen, dich akzeptieren, wie du bist, und Entscheidungen aus Liebe treffen.

Selbstliebe und Ernährung – Beispiele

Selbstliebe im Alltag

»Ich achte mehr auf Gemüse, Obst und gute Fette, damit ich alle wichtigen Nährstoffe bekomme und Entzündungen in meinem Körper gesenkt werden. Ich habe herausgefunden, was mir schmeckt und wie ich einfache, schnelle Gerichte zubereite oder Mahlzeiten zusammenstelle, die mich satt und zufrieden machen. Ich liebe auch Schokolade und gönne mir diese. Meine Strategie ist, unter der Woche täglich ein paar Stücke Zartbitter oder ein ausgewähltes Praliné nach einer Mahlzeit zu naschen. Am Wochenende darf es auch etwas anderes sein, auf das ich Lust habe. Ich genieße es und habe keine Schuldgefühle dabei. Durch meinen festen Mahlzeitenrhythmus ist mein Alltag strukturiert und ich habe zwischendurch keinen Heißhunger. Wenn es einmal mehr oder später wird mit dem Essen, nutze ich das Intervallfasten und verschiebe die erste Mahlzeit am nächsten Tag nach hinten. Hier wähle ich frische Speisen, um meinem Körper gleich einen guten Start zu geben. Zusätzlich erhalte und aktiviere ich durch regelmäßige kleine Workouts meine Muskeln, die mich wiederum bei einer langfristigen Gewichtreduktion unterstützen.«

Selbstliebe am Buffet

»Ich bin zu einer Feierlichkeit mit Buffet eingeladen: Ich freue mich darauf und habe kein schlechtes Gewissen, weder davor noch danach. Denn weil ich mich liebe, greife ich einerseits zu Komponenten, die mich stärken, wie Salaten, gedünstetem Gemüse oder Hülsenfrüchten. Andererseits ist es ein besonderer Tag und es gibt Speisen, die ich sonst nicht esse, wie ein gutes Stück Fleisch, Bratensoße, Nudeln und Kroketten. Ich nehme mir davon und genieße diese bewusst. Auch bei den Desserts wähle ich gezielt aus. Alles ohne Reue – denn meine Strategie lautet: Zwischendurch mache ich einen Verdauungsspaziergang und nach der Feier gönne ich mir eine 16-stündige Nahrungspause oder einen vitalstoffreichen Entlastungstag mit Obst und Gemüse. Dadurch hat meinem Körper genug Zeit, die Nahrung zu verarbeiten, und mein Abnehmerfolg leidet nicht darunter.«

Selbstliebe und Bewegung

»Meine frühere Einstellung war: ›Ich mag Sport nicht, ich kann mich nicht dazu motivieren, also mache ich es nicht.‹ Doch ich weiß, wie wichtig Bewegung für meine Knochen und Muskeln sind. Da ich mich zu Hause für Sport am wohlsten fühle, lautet meine Strategie: Ich mache Ausdauer im Alltag über zügiges Gehen an der frischen Luft und Treppen steigen. Und gezielte Übungen für meine Muskelgruppen mache ich daheim zu Musik oder einem Film. Dann macht es sogar Spaß und ich merke, wie sich meine Körperspannung und Beweglichkeit immer mehr verbessern! Mit dieser Entscheidung bin ich im Einklang und ich kann sie langfristig beibehalten.«

Selbstliebe bei der Kaufentscheidung

»Ich bin es mir wert, teilweise hochwertige Nahrungsmittel zu kaufen. Ich spare nicht an meinem Körper und berücksichtige auch andere Aspekte meiner Ernährung.« Du weißt: Mit deinen Einkäufen beeinflusst du, wie und was produziert wird, unter welchen Bedingungen Tiere leben und Menschen arbeiten müssen, wie sehr das Klima belastet wird und Böden fruchtbar bleiben. Informiere dich über den ökologischen Anbau, Fleischproduktion und Tierhaltung und triff Entscheidungen auch aus diesem Hintergrund. Das heißt nicht, dass du in allen Punkten perfekt sein oder ein kompletter Vegetarier oder Veganer werden musst! Aber du kannst in einzelnen Bereichen ausgewählte Dinge umsetzen. Wenn jeder einen kleinen Beitrag leistet, wird schon viel verändert! Greife beispielsweise öfter zu Fairtrade-, Bio- und regionalen Produkten. Iss seltener Fleisch und hochwertigeres. Probiere pflanzliche Milch wie Hafer- oder Mandeldrink als gelegentliche Alternative zur Kuhmilch oder greife zu einer Bio-Milch und Bio-Eiern anstatt zu Produkten aus konventioneller oder Massentierhaltung. Frage dich ab und zu: Brauche ich hier ein tierisches Produkt? Gerade beim Backen und Kochen gibt es viele vegane Varianten zu Butter, Sahne und Milch. Oder achte darauf, weniger Plastikverpackungen zu wählen und ökologischere Spül- und Putzmittel zu verwenden. Verharre nicht in der Haltung: »Alles schaffe ich nicht, dann lasse ich es gleich bleiben«, »wenn ich mich nicht informiere, weiß ich von nichts« oder »hochwertiges Fleisch kann ich mir nicht leisten, deshalb kaufe ich alles wie bisher«. Triff stattdessen liebevolle Entscheidungen sowohl für dich als auch für Tiere, Menschen und Umwelt.

Selbstliebe und Körper anerkennen

Du ernährst dich ausgewogen, bewegst dich ausreichend, aber schaffst es nicht, weiter abzunehmen, oder bist unzufrieden mit deiner Figur oder bestimmten Körperteilen? Dann gehe noch tiefer in einen wertschätzenden Umgang mit dir. Lasse los von zu strengen Erwartungen an dich und sprich liebevoller mit dir. Lerne, dich schön und gut zu finden, wie du bist, und die dir gegebene Körperform anzunehmen. Und lerne mit Veränderungen deines Körpers, z. B. nach einer Schwangerschaft oder ab den Wechseljahren, besser umzugehen. Strikte Diäten mit Blick auf ein früheres Aussehen oder Idealgewicht, Frustration und Selbstvorwürfe dienen dir nicht! Fokussiere dich stattdessen darauf, deinen Körper optimal zu versorgen, sodass du lange fit und gesund bleibst. Wähle Speisen, die dir schmecken, und Bewegung, die dir Spaß macht. Dann handelst du in Selbstliebe und entwickelst ein gutes Essverhalten sowie ein besseres Verhältnis zu deinem Körper. Installiere und trainiere täglich neue Glaubenssätze wie: »Ich bin gut genug!«, »Ich bin es wert, geliebt zu werden!« und »Ich bin schön!« Genauso wichtig ist es, ehrlich mit sich zu sprechen und so mehr Frieden mit seinen Anteilen zu schließen: »Ich akzeptiere, dass ich (noch) nicht alles an mir und meinem Körper lieben kann.« Versuche das Thema Ernährung stressfreier anzugehen und mehr ins Genießen zu kommen. Vergiss nicht: Wohlfühlen beginnt im Inneren, mit deinen Gedanken. Es wird nicht durch ein bestimmtes Gewicht erreicht! Übe dich in stärkerer Innenarbeit und Dankbarkeit. Definiere dich nicht durch deinen Körper oder suche dein Glück darin, sondern beschäftige dich mehr mit deinen Bedürfnissen und Dingen, die dir guttun und Freude machen. Verabschiede dich auch von dem Gedanken, abnehmen zu müssen, weil du denkst, einem Ideal oder den Erwartungen anderer entsprechen zu müssen. Du musst nichts verändern, wenn du dich wohl fühlst und mit dir im Einklang bist! Tue es nur für dich, deine Gesundheit oder um eine schönere Beziehung zum Essen und zu deinem Körper zu bekommen.

Aha-Effekt

Triff Entscheidungen aus Selbstliebe und Selbstverantwortung. Verbiete dir nichts, sondern sage: »Ich liebe mich, daher gönne ich mir, dass es mir gut geht. Und ich gönne mir auch Genuss.« Verbinde eine vitalstoffreiche Ernährung mit deinem Geschmack und deinen Vorlieben. Und finde heraus, worauf du verzichten kannst, weil du die Ursache für dieses Bedürfnis identifiziert hast oder es sich als Gewohnheit eingeschlichen hat.

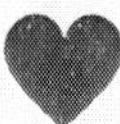

Selbstbestimmt leben – dein Weg zum wahren ICH

Du weißt nun, dass du der wichtigste Mensch in deinem Leben bist und die Verantwortung für deine Gesundheit, Gefühle und Entscheidungen trägst. Darum gilt es jetzt, noch einen Schritt weiterzugehen: Finde heraus, warum du auf der Welt bist, was deine »Aufgabe« und »Vision« ist! Wie das geht, erfährst du in diesem letzten Abschnitt.

Selbstliebe bedeutet, in Verbindung mit deinem Herzen, deinem »wahren Selbst« zu handeln. Das ist leichter gesagt als getan: Durch schmerzhafte Erfahrungen, Kränkungen oder die Gewöhnung an einen routinierten Alltag und hohen Leistungsdruck kommen wir irgendwann aus einem kraftvollen »Schöpfermodus« in einen »Überlebensmodus«. Dieser kann aus Angst, Perfektionismus, einer Sucht, Ablenkung oder einem ungesunden Lebensstil bestehen. Dabei fühlen wir uns selbst aber nicht mehr. Tiefe Überzeugungen wie: »Ich bin nicht gut genug. Ich schaffe das nicht. Jemand anderes ist besser. Ich muss es allen recht machen. Ich bin alleine. Ich verdiene es nicht, glücklich zu sein« halten uns davon ab, das Leben zu kreieren, das wir gerne hätten. Du musst also wieder in dein Urvertrauen, deine Schöpferkraft, in das Wissen, wer du wirklich bist, kommen.

Warum bist du auf der Welt? Die einfache Antwort lautet: Du bist hier, um DICH voll und ganz zu LEBEN. Du bist hier, um zu SEIN! Und zwar in deiner vollen Energie und Lebendigkeit! Du bist nicht hier, um dich dämpfen oder einschränken zu lassen – durch eine ungeliebte Arbeit, übermäßigen Medienkonsum, schlechte Ernährung, Bewegungsmangel, Süchte, gesellschaftliche Erwartungen oder limitierende Glaubenssätze, welche nur die Folge einer Konditionierung deines Unterbewusstseins seit frühester

Kindheit sind. Du bist hier, um Erfahrungen zu machen und dich frei zu entfalten!

Erinnere dich: Du bist erwachsen geworden, damit du so leben kannst, wie du es dir wünschst! Frage dich also: Wo folge ich einem Weg der Vernunft, anstatt einem Weg der Freude und Selbstbestimmung? Du musst nicht kämpfen und die schönsten Jahre deines Lebens opfern, um später erfolgreich oder glücklich zu sein. Du solltest jetzt schon Freude empfinden! Stress ist außerdem nicht natürlich und sollte kein Dauerzustand sein. Finde einen Weg, der Sinn für dich macht und dich gleichzeitig erfüllt. Höre auf dein Herz und strebe danach, dein Leben selbstbestimmter, freier und leichter zu machen – in dem Maß, wie es sich gut für dich anfühlt. Sicherlich gibt es Einflüsse von außen, aber es liegt an dir, an deinen Entscheidungen und an deiner Haltung, wie du damit umgehst! Und auch wenn es leicht sein darf: Gerade wenn du dich veränderst, kann es zunächst zu einer Krise oder Hindernissen kommen. Denn dein »altes Ich« lehnt sich noch dagegen auf. Doch wenn du für etwas brennst, gib nicht auf. Sieh Hürden als Test, ob du wirklich dafür bereit bist. Wenn du fest davon überzeugt bist, wenn es dein »Seelenweg« ist, wirst du es erreichen. Sei mutig und folge nicht der Angst und einem vermeintlichen Sicherheitsgefühl: Angst blickt auf die Vergangenheit und will, dass alles so bleibt, wie es ist. Das Gegenstück zu Angst ist Liebe: Sie will, dass es besser wird! Du darfst in dich vertrauen und in deine Zukunft. Und Leichtigkeit heißt auch, dass du damit umgehen lernst und es akzeptieren kannst, dass es einmal schwer sein kann. Du weißt dabei aber, dass es dazugehört und es sich umso mehr lohnt dranzubleiben!

Woran erkennst du, was »das Richtige« für dich ist? Frage dich einfach: Wie sehr freue ich mich, morgens aufzustehen? Fühlt sich das, was ich tue, gut an? Bin ich in meiner vollen Energie? Oder bin ich ständig im Stressmodus, der sich bereits körperlich zeigt? Lenke ich mich oft ab oder schaue ständig auf die Uhr? Merke: Die richtigen Aufgaben rauben dir keine Energie, sie geben dir Energie! Du bist im »Flow«, das bedeutet, du gehst komplett in einer Aktivität auf, bist voller Konzentration und vergisst alles um dich herum. Wann bist du in diesem Zustand?

Kreiere dein Leben selbst – spüre in dich hinein und setze um!

- Wann fühle ich mich lebendig und in meiner vollen Energie? Wie kann ich mehr danach leben?
- Wonach sehnt sich meine Seele? Was sind meine Träume und Wünsche?
- Warum bin ich hier, was ist meine »Aufgabe« oder »Mission«? Was begeistert mich? Unterdrücke ich etwas aus Angst vor den Reaktionen anderer?
- Wer bin ich – unabhängig von meinem Aussehen, Gewicht, Beruf, meiner Herkunft und Geschichte?
- Was kann ich verändern, um freier, glücklicher und selbstbestimmter zu leben? Wenn ich etwas nicht beeinflussen kann, wie kann ich meine Einstellung dazu verändern?
- Definiere ein neues Selbstbild: Wer und wie will ich sein? Was will ich loslassen?
- Was sind meine Begabungen, Fähigkeiten und Talente? Schreibe auf, was du (wieder) angehen möchtest oder investiere in Kurse und Fortbildungen. Umgib dich mit Menschen, die dir guttun und ähnliche Ziele verfolgen.

- Lasse dich nicht durch andere beeinflussen oder mitreißen von negativen Stimmungen. Du hast die Wahl, mit welchem Umfeld du dich umgibst und mit wem du, wenn möglich, den Kontakt einschränken kannst.
- Miste aus! Werde Altes und Überflüssiges los, »befreie« dich davon. Zu merken, wie wenig man benötigt, macht sehr zufrieden und gibt neue Klarheit.
- Je besser du dich um dich kümmerst, desto besser kannst du auch für andere da sein. Hast du einen stressigen Alltag, versuche in kurzen Pausen gut für dich zu sorgen, sodass du anschließend wieder mehr Energie und Liebe in dir spürst.
- Eine neue positive Einstellung kann dein Umfeld mitreißen und motivieren, auch wenn es zuerst ungewohnt für manche ist. Inspiriere durch dein Verhalten andere, ebenfalls besser für sich zu sorgen!

Aha-Effekt

Dein Leben darf schöner, erfüllender und leichter werden! Überlege: Was kann ich verändern, um freier und selbstbestimmter zu leben, um im Hier und Jetzt glücklicher zu sein? Verändere auch deine Einstellung zu Dingen, die du nicht beeinflussen kannst.

Essenz Selbstliebe

Verbinde »Wissen« und »Anwendung« mit der Erkenntnis: »Ich liebe mich, deswegen gehe ich fürsorglich und respektvoll mit mir um.« Diese drei Erfolgs-Faktoren sind ab jetzt deine Entscheidungsgrundlage: Für eine vitalstoffreiche Ernährung, weil du deinen Körper und Geist gesund erhalten möchtest, und für Genuss, weil dieser zu einem erfüllten Leben dazugehört. Erschaffe dir daraus deine Basis: Was darfst du an Gutem mehr deinem Körper geben und wie wirst du es integrieren? Und auf was willst du auf keinem Fall verzichten, weil du es liebst? Überlege, wann und wie du es weiterhin in deinem Leben hast – ohne Kampf, Reue und Schuldgefühle!

Verändere deine Einstellung zu dir, deinem Körper und deinem Leben, und du wirst neue Ergebnisse erzielen. Fokussiere dich von nun an auf die Freude, Gesundheit, Leichtigkeit und Dankbarkeit anstatt auf die Schwere, Selbstvorwürfe, Krankheit und Angst. Du darfst alles sein und es darf sich alles in deinem Leben verändern – ob Glaubenssatz, Denkmuster, Gewohnheit oder Lebensweise. Du bist hier, um dich zu erfahren und herauszufinden, was dich glücklich macht und wann du in deiner vollen Lebendigkeit bist. Richte dein Leben danach aus – und es wird sich so viel mehr verändern als die Anzeige auf deiner Waage!

Ich lade dich ein, regelmäßig zu reflektieren: War ich in den letzten Tagen liebevoll zu mir? Habe ich meinen Körper – mein Haus – gut versorgt? Was kann ich verändern, damit es mir noch besser geht? Höre ich auf meine Gefühle und Bedürfnisse? Wofür bin ich dankbar? Lebe ich in meiner vollen Energie oder möchte ich etwas anderes tun?

Jetzt bist du dran!

Male deine absolute Idealvorstellung von dir und deinem Leben. Ergänze auch Eigenschaften und Gefühle! Was willst du wirklich erreichen? Vergiss nicht: Realistisch ist alles, wovon du tief überzeugt sein kannst, dass es wahr werden kann!

Wie bin ich, wenn ich mein Ziel erreicht habe? Was davon kann ich jetzt schon umsetzen oder angehen?

Was macht mich aus? Was macht mir Freude? Was will ich (noch mehr) tun? Was will ich nicht mehr oder weniger in meinem Leben haben?

Was ändert sich an meinem Essverhalten, wenn ich mehr an meiner Selbstliebe arbeite? Wie werde ich künftig mit mir sprechen und reagieren, wenn ich etwas nicht geschafft oder erreicht habe?

Schlusswort

Bist du bereit, Veränderungen in deinem Leben vorzunehmen, Glaubenssätze aufzulösen, Verantwortung für dich und deinen Körper zu übernehmen und liebevoller mit dir umzugehen? Dann orientiere dich an meiner Formel und ihren Inhalten:

[w + a + s = e]
Wissen + Anwendung + Selbstliebe = Erfolg

Lies die Kapitel gerne mehrmals, denn meist dauert es etwas, bis Neues verinnerlicht wird und es »Klick« macht. Du brauchst nur die Grundlagen, aber du musst sie verstehen, umsetzen und danach leben! Wenn du tiefer in eine Thematik einsteigen möchtest, sieh in den Anhang. Dort habe ich dir Verweise und Experten aufgelistet, die dir weitere Informationen oder Unterstützung geben können. Du wünschst dir eine persönliche und professionelle Ernährungsberatung, die auf deine Bedürfnisse eingeht? Die meisten Krankenkassen bezahlen oder bezuschussen individuelle Präventions- und Therapieprogramme mit zertifizierten Ernährungsfachkräften – informiere dich auf der jeweiligen Website oder suche selbst nach einem geeigneten Berater in deiner Nähe.

Zum Schluss noch ein Gedankenanstoß: Sei liebevoll zu dir, genieße bewusst und dankbar jede Mahlzeit und erfreue dich an der unglaublichen Lebensmittelvielfalt und der Fülle in deinem Leben. Iss Gutes, nicht weil du musst, sondern weil du es dir wert bist. Gesundheit auf allen Ebenen ist letztendlich das Geschenk, das nur du dir selbst machen kannst. Sei in Liebe mit dir, mit dem, was du tust, und mit anderen verbunden – dann ändert sich alles.

Dein Leben ist JETZT! Ich wünsche dir viel Erfolg auf deinem Weg zu einem glücklicheren und gesünderen Ich – nun weißt du ja, WAS nötig ist!

Deine Veronika Cohrs

Schnelle Genuss-Rezepte

Zum Schluss erhältst du eine Auswahl meiner Lieblingsrezepte – einfach, schnell und lecker! Sie sind überwiegend vegan, du kannst sie aber beliebig mit Fleisch, Fisch oder Milchprodukten abwandeln und ergänzen. Auch gegen TK-Gemüse, am besten ohne Zusätze, ist nichts einzuwenden! Mein Gemüse-Tipp: Wechsle und kombiniere sowohl frisch und TK als auch roh und erhitzt – schon hast du vitalstoffreiche Mahlzeiten!

Probiere gerne die folgenden Tipps und Rezepte aus, ändere sie nach deinen Vorstellungen ab und habe die Basis-Zutaten vorrätig.

Schnelle Soßen-Basics

Hast du Gemüse, Kartoffeln oder Hülsenfrüchte im Topf, stelle mit verschiedenen Zutaten schmackhafte pflanzliche Soßen her:

- Gemüsebrühe + passierte Tomaten + weitere Zutaten (z. B. Gewürze, Haferdrink oder -creme, Harissa oder Tomatenmark)
- Gemüsebrühe + Kokosmilch oder Hafercreme + Gewürze oder Pasten (z. B. Curry, Chili, Curry-Paste, Harissa, Gemüse-Aufstrich)
- (Erd-)Nussmus + Brühe (oder Sojasoße oder passierte Tomaten)

Hinweis: Wenn du Brühe, Gewürzpasten und Co. einsetzt, ist zusätzliches Salzen der Speisen nicht notwendig! Bediene dich stattdessen an verschiedenen Gewürzen und Kräutern.

Schnelle 1-Topf- und 1-Blech-Gemüse-Gerichte

(komplette Rezepte anbei)

- Gemüse + Brühe + rote Linsen + Kokosmilch oder Hafercreme + Gewürze = asiatisches Curry
- Gemüse + Brühe + passierte Tomaten + Kidney- oder weiße Bohnen + Chili = Chili sin Carne
- Gemüse + Öl + Gewürze = duftendes Ofengemüse

Standard-Gemüse und -Obst (bzw. nach Saison)

Zwiebel, Karotte, Paprika, Gurke, Zucchini, Tomate, Weiß- oder Rotkohl, Kohlrabi, (bittere) Salate, TK-Gemüse (z. B. Erbsen, Brokkoli, Blumenkohl), passierte oder stückige Tomaten, Kartoffeln oder Süßkartoffeln, Knoblauch, Ingwer, Apfel, Birne, Banane, Beeren, Steinobst, Zitrusfrüchte

Extra-Immun-Booster: rohes Gemüse bzw. Obst zu den Mahlzeiten – als Salat oder aufgeschnitten zum Knabbern oder Dippen

Extra-Topping gute Fette (vegan)

Walnüsse, Mandeln, Pistazien, Erdnüsse, Cashews, Kürbiskerne, Pinienkerne, Leinöl (nicht erhitzen, unter die fertige Speise mischen)

Extra-Sättigung hochwertiges Eiweiß (vegetarisch)

Kidneybohnen, weiße Bohnen, (Kicher-)Erbsen, Linsen, Vollkornprodukte, Haferflocken, Nüsse, Kürbiskerne, Tofu, Käse, Ei

Ideen für die Reste-Verwertung

- Reis vom Asia-Gericht: mit verschiedenem Gemüse anbraten und würzen
- Frühstücks-Brötchen: Gemüse-Pizza-Brötchen (Zwiebeln, Gemüse oder Pilze mit stückigen Tomaten andünsten und würzen, mit Käse auf die Hälften geben und 5-10 Min. im Ofen backen)
- (Süß-)Kartoffeln: (Süß-)Kartoffel-Pommes im Ofen zaubern
- Pfannkuchen oder Crêpes: mit Hummus oder Gemüseaufstrich bestreichen, würzen, mit Gemüse und weiteren Zutaten deiner Wahl belegen und als Wrap einrollen
- Reife Bananen: schälen, in Stücke schneiden und in einem Gefrierbeutel einfrieren für eine vegane Eis-Creme (Rezept Seite 148); Haferkekse backen (Seite 151); oder für einen Shake oder Smoothie verwenden

Schoko-Frucht-Müsli

Zutaten

- 1 Apfel (oder Birne)
- ½ Banane (oder Beeren)
- 3–4 EL Haferflocken
- 150 ml Haferdrink (oder eine andere Milch)
- je 1 TL Mandeln, Cashews, Walnüsse
- 1 EL geschrotete Leinsamen
- 1 EL Kakaopulver (ungesüßt)
- ggf. ½ TL Zimt

Zubereitung

1. Apfel in Stücke und Banane in Scheiben schneiden. Nüsse nach Belieben zerkleinern.
2. Alle Zutaten bis auf die Banane in eine Schüssel geben. Haferdrink hinzugeben und alles vermengen.
3. Bananenscheiben darauf garnieren.

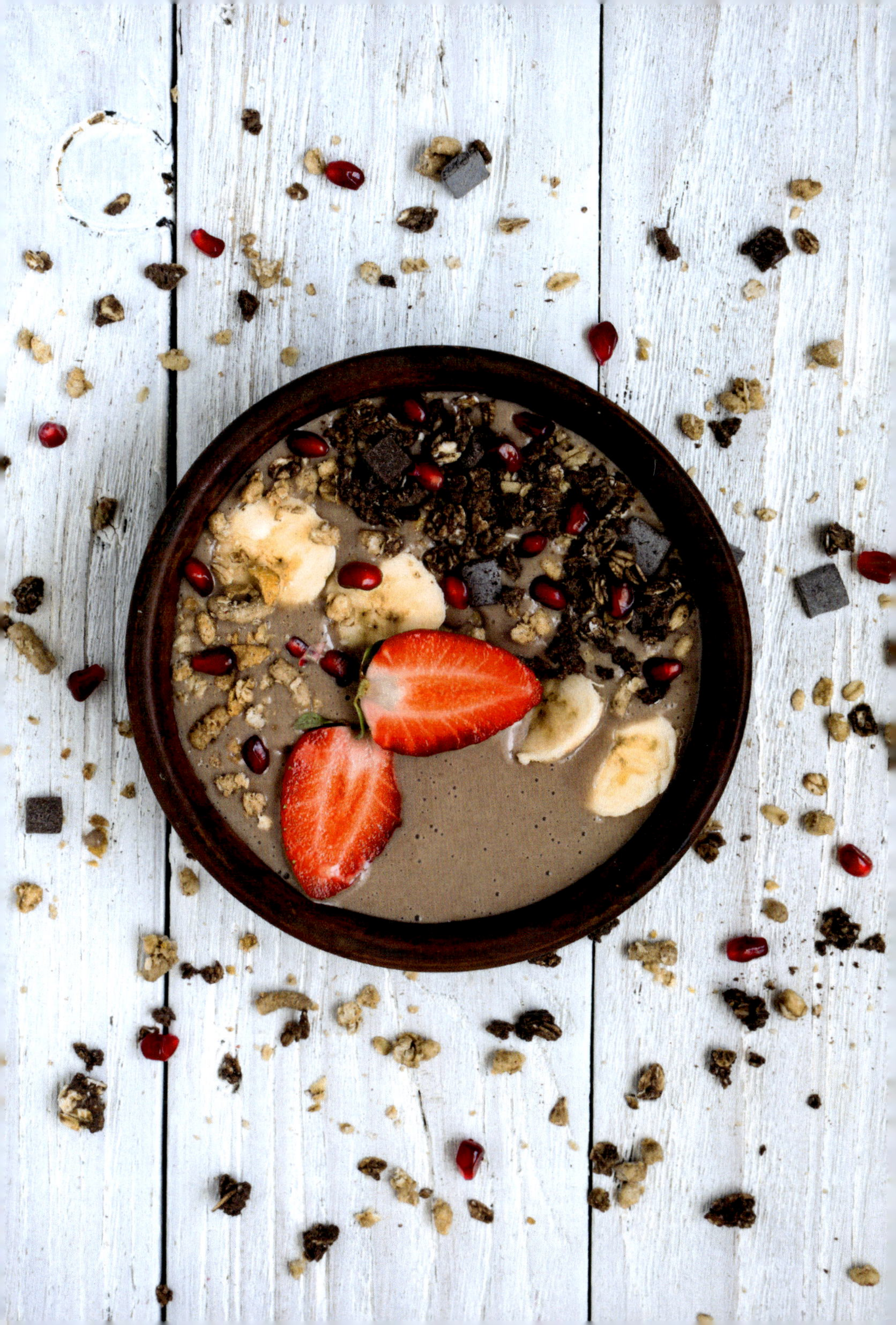

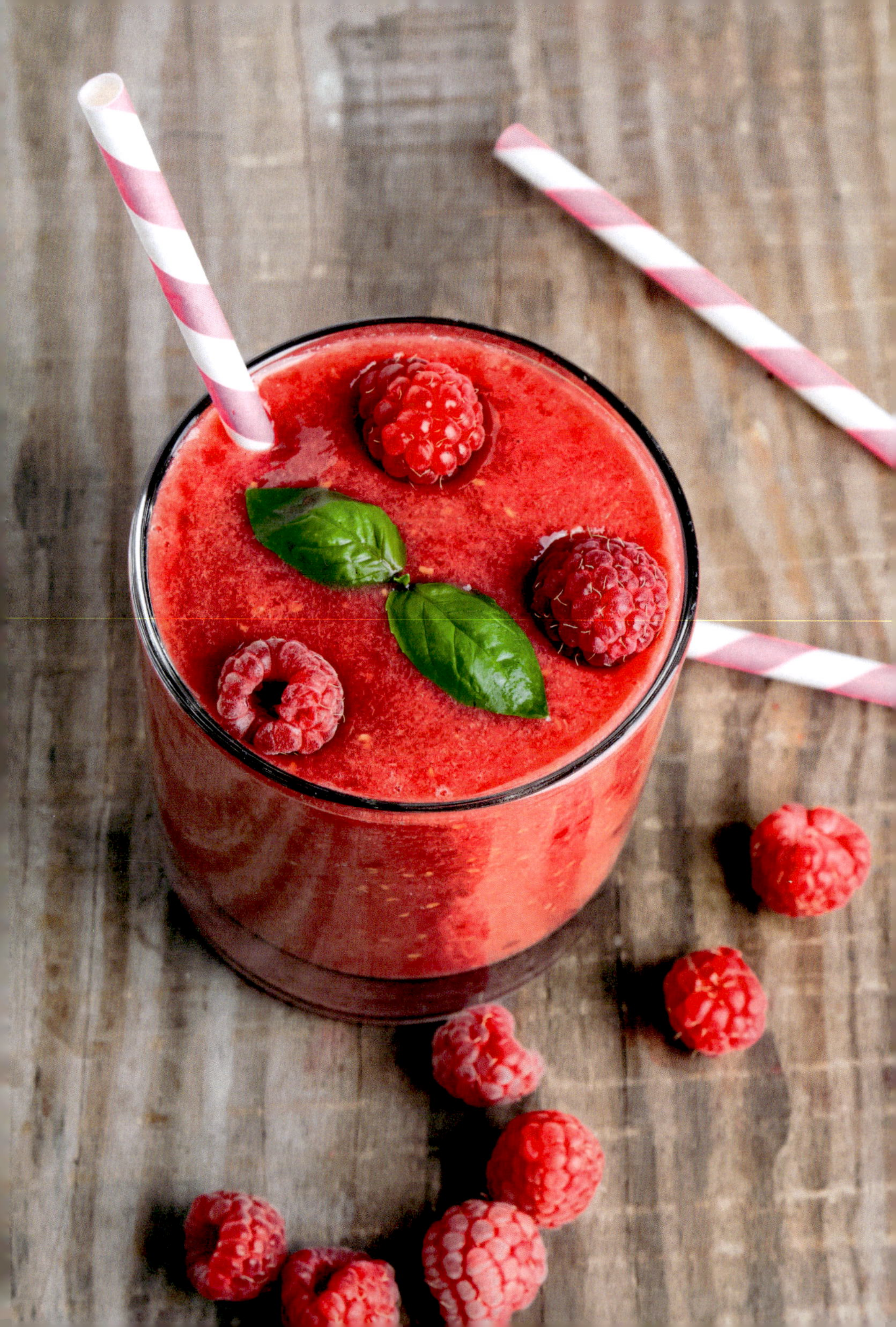

Beeren-Shake

Zutaten

- 125 g Himbeeren (oder andere Beeren)
- 100 ml (pflanzliche) Milch
- ½ Banane
- 1 TL geschrotete Leinsamen
- optional: Minzblätter oder gemahlene Vanille

Zubereitung

1. Banane in grobe Stücke schneiden.
2. Alle Zutaten pürieren oder mixen.
3. Den Shake in ein Glas füllen und mit einem Trinkhalm genießen.

Kalte Gemüsesuppe

Zutaten für 4 Portionen

- 1 kleine Zwiebel
- optional 1 Knoblauchzehe
- 1–2 Paprikaschoten
- 1 Salatgurke
- 5 kleine Tomaten
- 500 ml Tomatensaft
- 2 EL Olivenöl
- 1 EL Weißwein- oder Apfelessig
- Chiliflocken, Pfeffer
- Salz, Salatkräuter

Zubereitung

1. Zwiebel und Knoblauch schälen und fein hacken. Gurke, Paprika und Tomaten waschen. Gurke schälen. Das Gemüse würfeln.
2. Gemeinsam mit dem Tomatensaft und Öl pürieren oder mixen. Mit Essig, Salz und Gewürzen abschmecken.
3. Nach Belieben mit Salatkräutern garnieren.

Salat-Variation: Vermenge alle Zutaten bis auf den Tomatensaft – schon hast du einen sommerlichen Salat! Als Topping bietet sich eine Eiweißkomponente an, z. B. Nüsse.

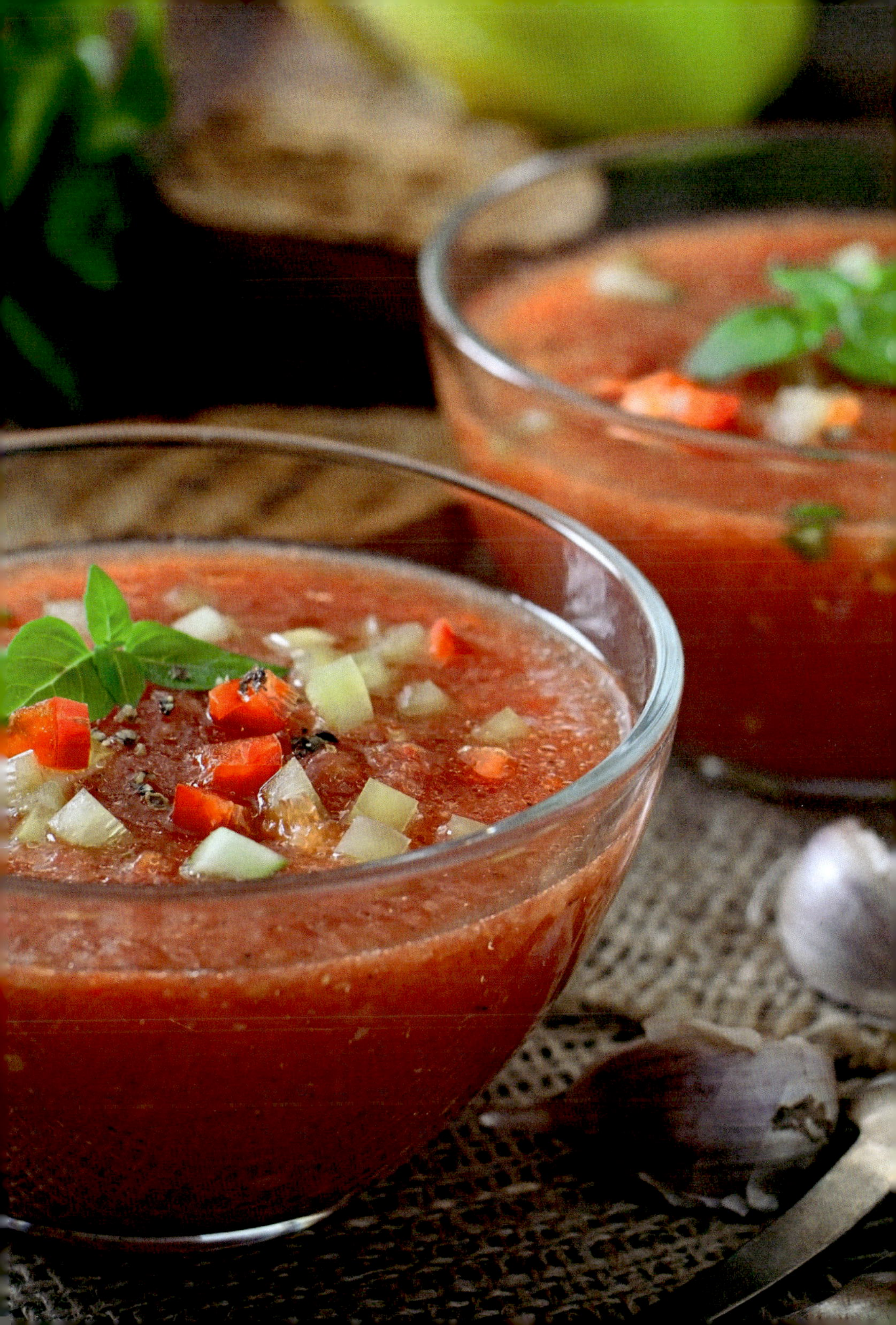

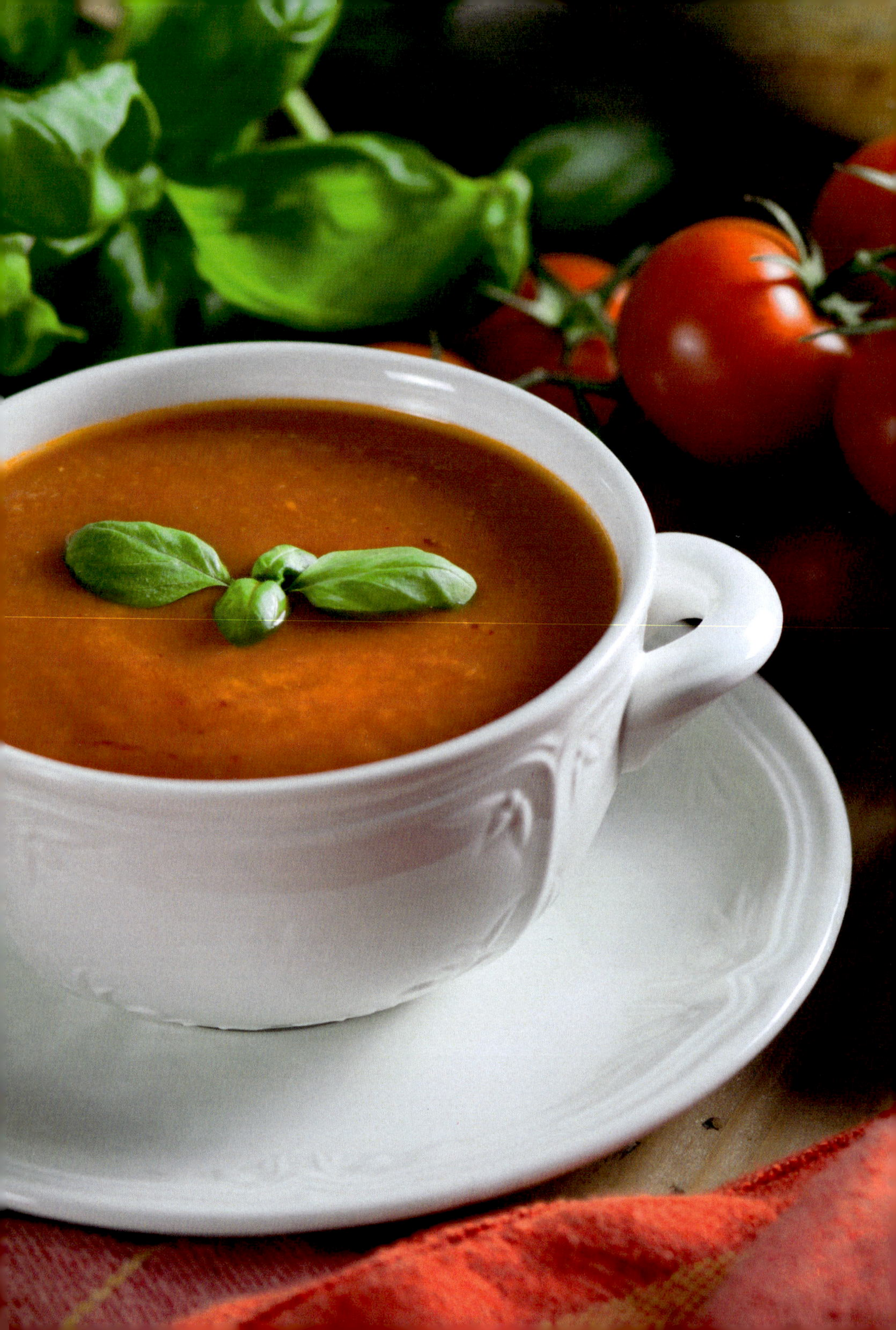

Tomatensuppe

Zutaten für 2 Portionen

- 1 Zwiebel
- 1 Knoblauchzehe
- 1 EL Olivenöl
- 500 g stückige oder passierte Tomaten
- 100 ml Gemüsebrühe
- 1 EL Tomatenmark
- Paprikapulver, Pfeffer, Oregano
- optional Hafercreme
- frisches Basilikum

Zubereitung

1. Zwiebel fein würfeln und Knoblauch hacken.
2. Öl in einem Topf erhitzen und Zwiebeln darin leicht anbraten. Den Knoblauch hinzugeben und unter Rühren eine Minute mitdünsten.
3. Tomaten und Brühe eingießen. Bei reduzierter Hitze 10 Min. köcheln lassen. Mit Tomatenmark, Gewürzen und Kräutern abschmecken.
4. Die Tomatensuppe nach Belieben mit Hafercreme verfeinern.
5. Auf zwei Schüsseln verteilen und mit frischem Basilikum garnieren.

Ofengemüse

Zutaten für 2 Portionen

- 2 Süßkartoffeln (oder ein paar Kartoffeln)
- 3 Karotten
- ½ Zwiebel
- 1 Paprikaschote
- 4 kleine Tomaten
- 2 EL Olivenöl
- optional: 1 EL Essig und 1 TL Honig oder Ahornsirup
- Gewürze wie Paprika, Pfeffer, Curry oder Knoblauch
- gehackte Kräuter (frisch oder getrocknet), z. B. Thymian und Rosmarin

Zubereitung

1. Den Backofen auf 200°C Ober-/Unterhitze vorheizen.
2. Gemüse waschen, putzen und ggf. schälen. Festes Gemüse wie Kartoffeln und Karotten halbieren oder vierteln oder in Stifte schneiden. Paprika in breite Streifen schneiden. Zwiebel längs in Spalten schneiden oder nur vierteln. Tomaten halbieren oder ganz lassen.
3. Alles in eine Schüssel geben und mit Kräutern, Öl und Gewürzen vermengen. Das Gemüse auf ein mit Backpapier ausgelegtes Blech geben und im Ofen ca. 30–40 Min. garen.

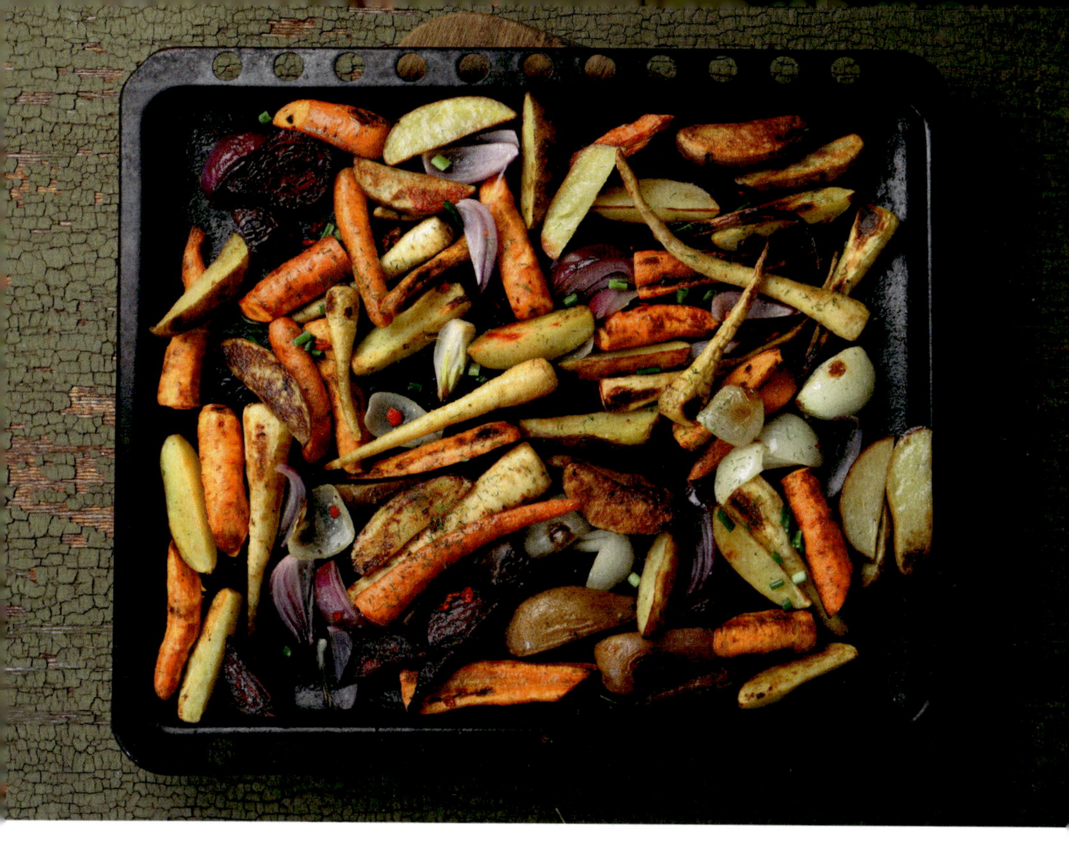

Tipp: Als Dip eignen sich Kräuterquark, Hummus oder eine Avocadocreme. Du kannst Ofengemüse auch zu Hirse, Fleisch oder Fisch servieren.
Variationen: Probiere einmal Kürbis, Zucchini, Rote Bete, Blumenkohl oder Brokkoli. Ofengemüse lässt sich übrigens auch ohne Öl zubereiten!

Gemüse-Lasagne

Zutaten für eine kleine Auflaufform (2–3 Portionen)

- 450 g gemischtes TK-Gemüse (z. B. Karotten, Erbsen, Blumenkohl)
- 1 Paprika
- 400 g stückige oder passierte Tomaten
- 6 Lasagneplatten
- 200 g geriebener Käse (oder vegane Käsealternative)
- Gewürze (z. B. Paprika, Pfeffer, Knoblauch) oder Harissa-Paste

Zubereitung

1. TK-Gemüse mit etwas Wasser in einem Topf zubereiten. Paprika würfeln und hinzugeben.
2. Die Tomaten dazugeben, alles vermengen und würzen.
3. Den Boden der Auflaufform dünn mit der Soße bedecken und ein wenig Käse darauf verteilen. Nun mit Lasagneblättern belegen und erneut Soße und Käse darauf verteilen. Diesen Vorgang wiederholen, bis Platten und Soße aufgebraucht sind. Dabei mit der Soße abschließen und mit dem restlichen Käse bestreuen. Die Form ggf. 15 Min. stehen lassen.
4. Lasagne im vorgeheizten Backofen bei 180°C Ober-/Unterhitze ca. 25 Min. backen.

Tipp: Bei einer größeren Form nimm die doppelte Zutatenmenge. Statt TK-kannst du auch nur frisches Gemüse verwenden. Rote Linsen lassen sich ebenfalls gemeinsam mit dem Gemüse und etwas Flüssigkeit andünsten – so bekommt die Lasagne eine Extra-Proteineinlage!

Variation: Die schnelle Gemüse-Soße lässt sich ideal mit Vollkornnudeln, Hirse oder Nudeln aus Karotten oder Zucchini kombinieren!

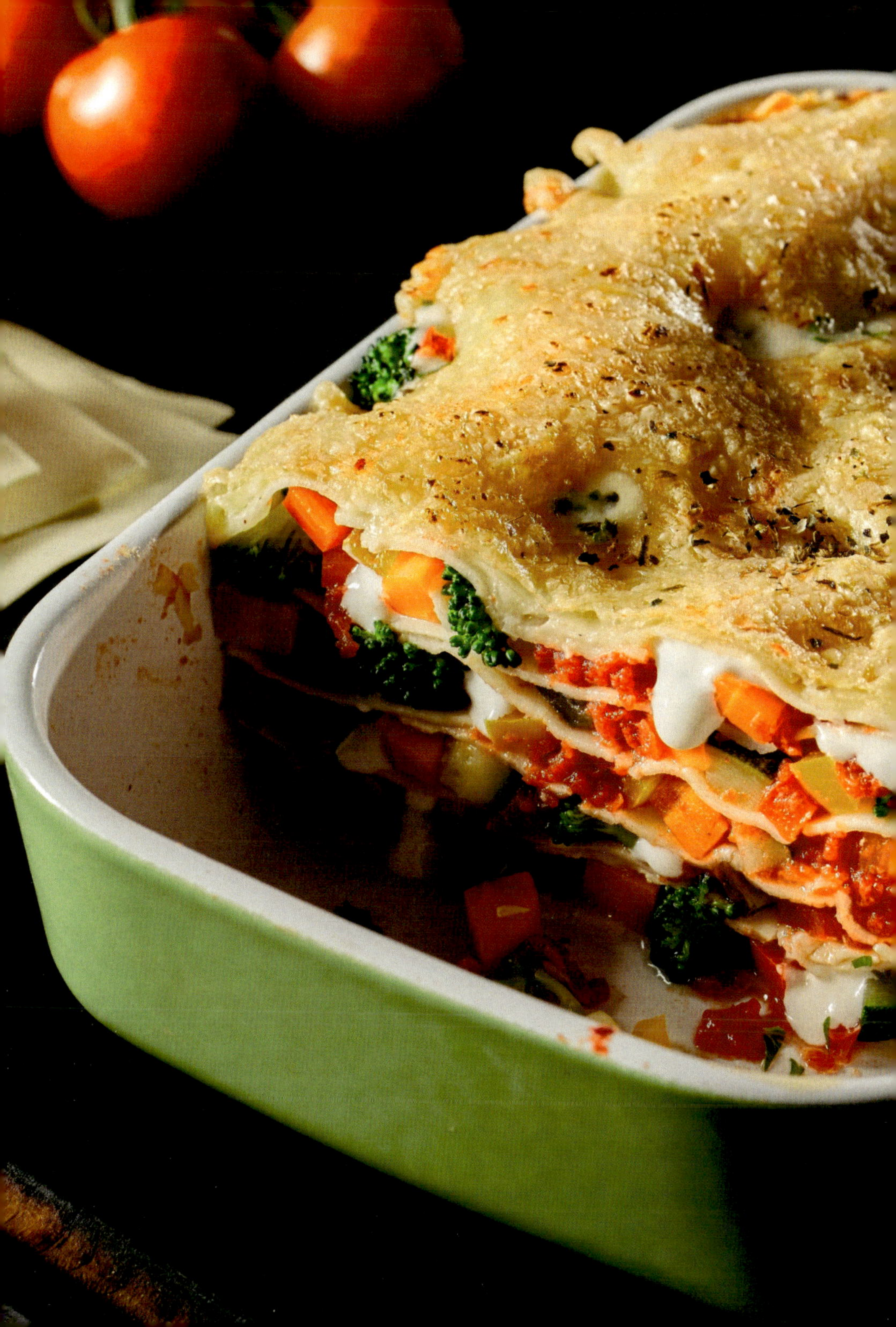

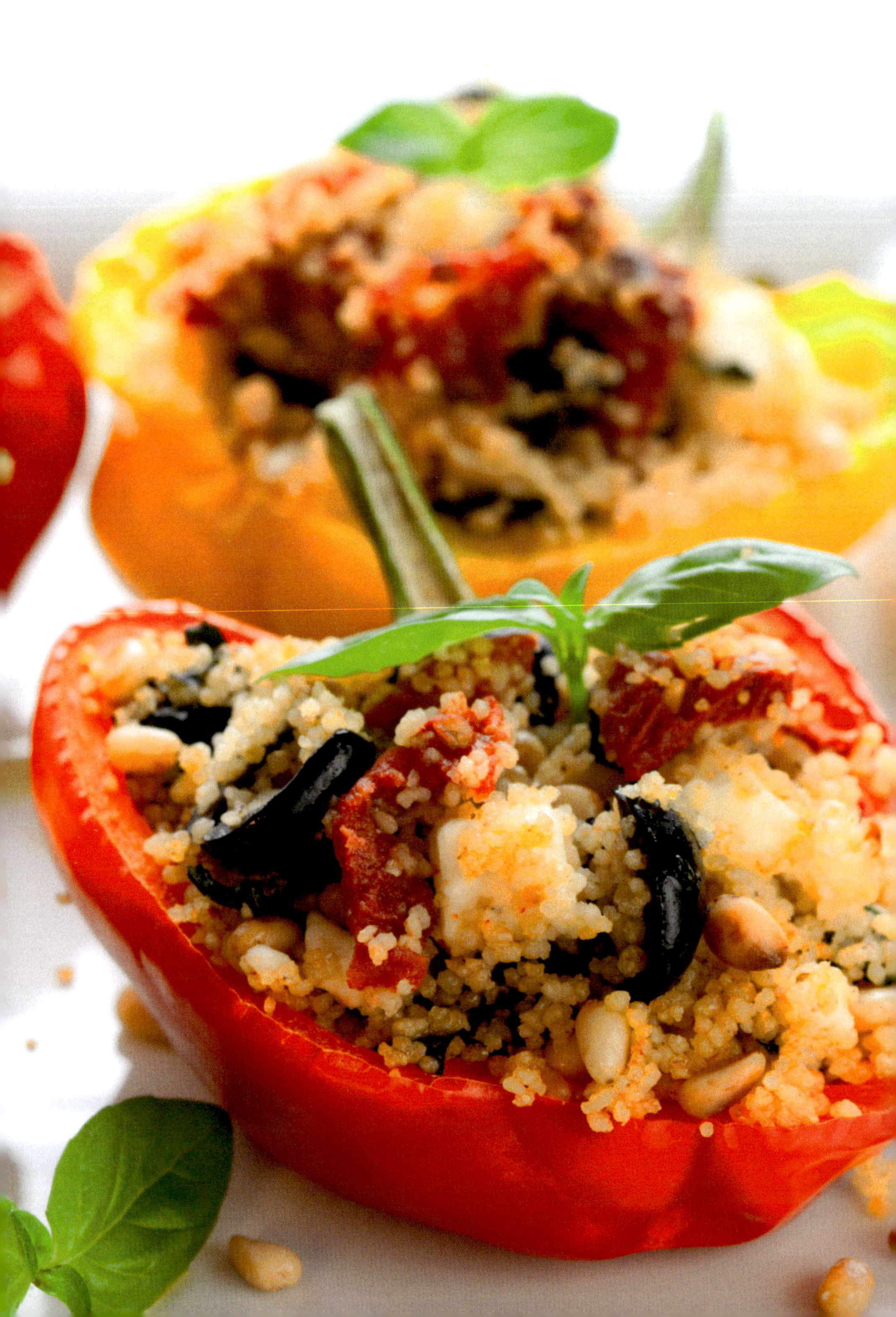

Gefüllte Paprika

Zutaten für eine Auflaufform (2–3 Portionen)

- 3 Paprika
- 100 g Bio-Couscous (z. B. aus Dinkel)
- 1 TL Gemüsebrühe-Pulver
- 260 g Kidneybohnen (Dose oder Glas)
- 400 g stückige oder passierte Tomaten
- 1–2 EL Kürbiskerne und Walnüsse
- Gewürze (z. B. Pfeffer, Paprika- und Currypulver)

Zubereitung

1. Den Couscous mit der Brühe vermischen. Mit doppelter Menge heißem Wasser übergießen und 5–10 Min. quellen lassen.
2. Die abgetropften Kidneybohnen hinzugeben und passierte Tomaten bis auf einen kleinen Rest eingießen. Alles vermengen und mit Gewürzen abschmecken.
3. Paprika längs halbieren und entkernen. Die Füllung hineingeben und die Paprikahälften in eine Auflaufform setzen. Nüsse und Kerne hacken und als Topping darauf geben.
4. Den Rest passierte Tomaten mit etwas Wasser oder (pflanzlicher) Milch vermengen und auf den Boden der Auflaufform gießen. So brennt nichts an.
5. Die gefüllten Paprika im vorgeheizten Ofen bei 180°C Ober-/Unterhitze ca. 45 Min. backen.

Variationen: Als Füllung schmecken viele andere Zutaten wie Reis, Mais, Champignons, Zwiebeln, Linsen oder Erbsen.

Erdnuss-Süßkartoffel-Eintopf

Zutaten für 2 Portionen

- 1 Zwiebel
- 2–3 Süßkartoffeln
- 1 Paprika
- 1 Karotte
- 300 ml Gemüsebrühe
- 100 g Bio-Soja-Geschnetzeltes
- 2 EL Erdnussmus
- ½ EL Rapsöl
- Gewürze (z. B. Pfeffer, Chili, Curry, Knoblauch)
- 30 g Erdnüsse

Zubereitung

1. Soja-Geschnetzeltes mit heißer Gemüsebrühe vermengen und quellen lassen.
2. Zwiebel, Süßkartoffeln und Karotte schälen und würfeln. Paprika klein schneiden.
3. Zwiebeln in einem Topf kurz anbraten, danach Süßkartoffeln und das Gemüse hinzugeben.
4. Soja-Schnetzel ausdrücken, die Brühe dabei auffangen. Schnetzel kurz mit dem Gemüse anbraten. Dann die Gemüsebrühe hinzugeben und alles 15 Min. köcheln lassen. Ggf. noch mehr Brühe eingießen.
5. Nun das Erdnussmus einrühren, Gewürze hinzufügen und weitere 5 Min. köcheln lassen. Inzwischen die Erdnüsse in einer Pfanne ein paar Minuten ohne Öl anrösten.
6. Den Eintopf mit den gerösteten Erdnüssen als Topping servieren.

Variationen: Du kannst beliebig anderes Gemüse sowie Kartoffeln, Kichererbsen, rote Linsen, Bohnen oder Fleisch einsetzen – was du magst oder vorrätig hast!

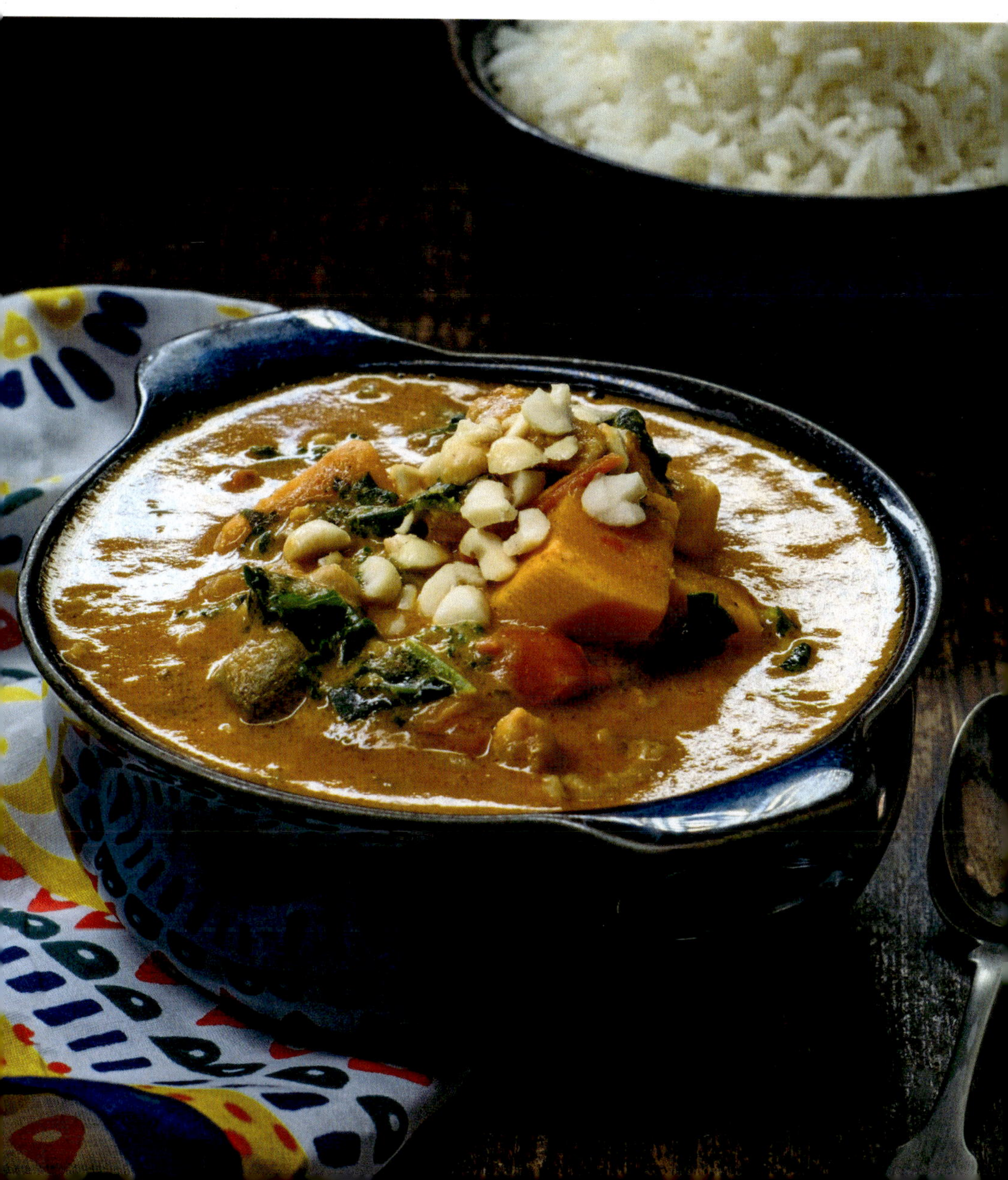

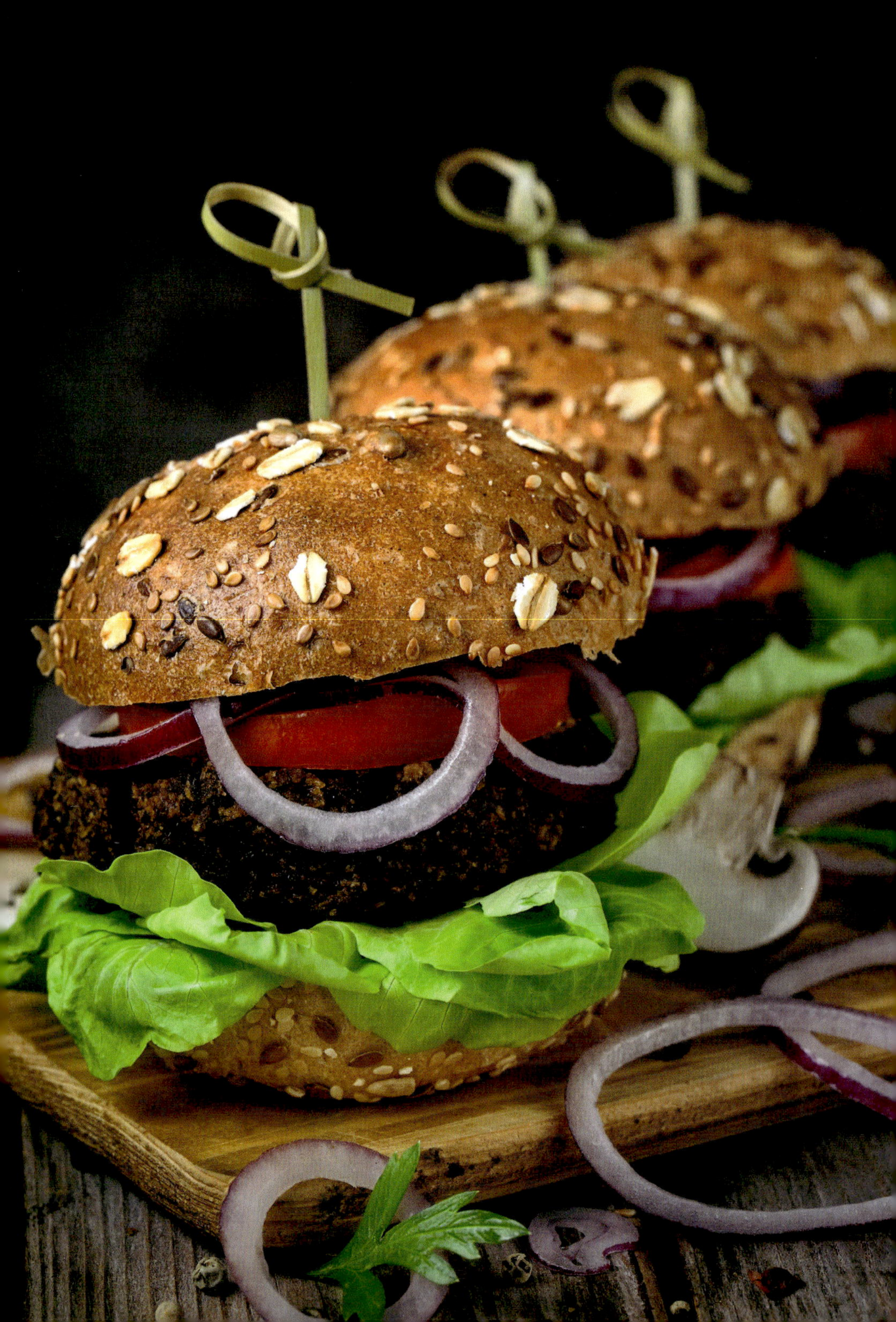

Vegane Burger-Bratlinge

Zutaten für 4 Stück

- 1 rote Zwiebel
- 260 g Kidneybohnen (Dose oder Glas)
- 3 EL Haferflocken
- 1 EL (Dinkel-)Mehl
- 1 EL Senf
- 1 TL Tomatenmark
- Olivenöl
- Pfeffer, Paprika- und Knoblauchpulver
- Kräuter wie Oregano und Majoran

Zubereitung

1. Zwiebel schälen und fein hacken. In einem Topf mit ½ EL Öl andünsten.
2. Die abgetropften Kidneybohnen hinzufügen und kurz erhitzen.
3. Mehl, Haferflocken und Gewürze dazugeben und alles zu einer einheitlichen Masse stampfen.
4. Mit Senf, Tomatenmark und Kräutern abschmecken und eine Stunde ziehen lassen.
5. Danach Bratlinge formen und mit ein wenig Öl ca. 5 Min. bei mittlerer Hitze auf beiden Seiten anbraten.

Tipp: Genieße die Bratlinge in einem Burger, zu gedünstetem Gemüse oder einem Salat.

Rote-Linsen-Gemüse-Curry

Zutaten für 2 Portionen

- 1 Zwiebel
- 1 Stück Ingwer
- 1 Zucchini
- 2 Karotten
- 1 Paprika
- 150 g rote Linsen
- 1 EL Rapsöl
- 200 ml Bio-Kokosmilch
- 150 ml Gemüsebrühe
- ½ TL Zimt, Curry-, Knoblauch- und Chilipulver, Pfeffer

Zubereitung

1. Zwiebel und Ingwer schälen und fein hacken. Mit Knoblauch, Zimt und Currypulver vermengen.
2. Karotten schälen und mit dem anderen Gemüse grob würfeln.
3. Das Öl im Topf erhitzen und die Zwiebel-Ingwer-Gewürzmischung unter Rühren kurz darin anbraten. Anschließend das Gemüse hinzugeben und andünsten.
4. Nun die Brühe, Kokosmilch und rote Linsen dazugeben und alles 15–20 Min. bei geringer Hitze köcheln lassen. Mit Curry und anderen Gewürzen abschmecken.

Variationen: Für ein Curry eignen sich auch (Süß-)Kartoffeln, Kichererbsen, Tofu, Gemüse wie Zuckerschoten und Brokkoli oder Reis als Beilage. Alternativ zu Kokosmilch kannst du Hafercreme verwenden. Als Topping passen geröstete Cashewkerne.

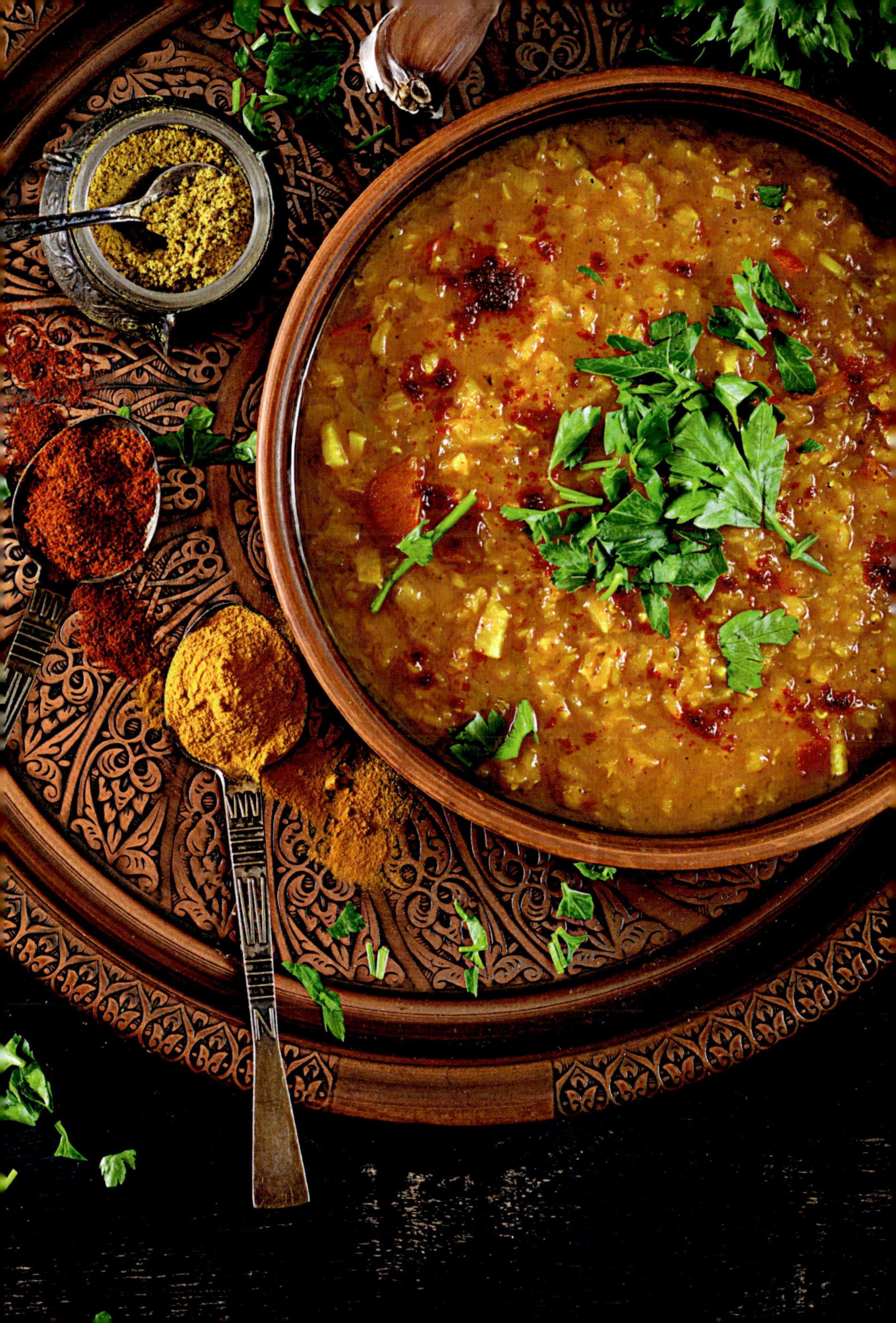

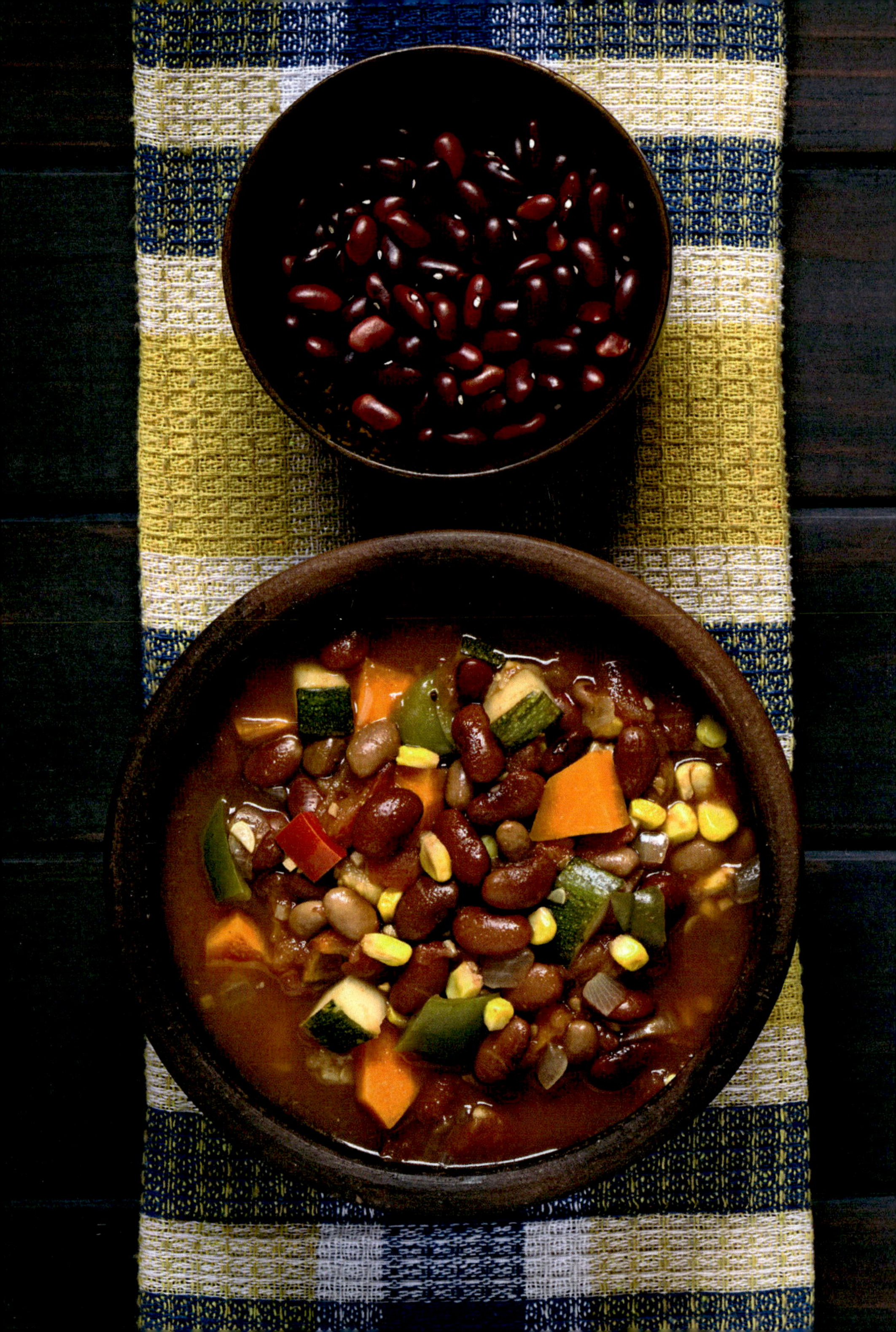

Chili sin Carne

Zutaten für 2 Portionen

- 1 Zwiebel
- 1 Paprika
- 1 Karotte
- 1 EL Raps- oder Olivenöl
- 300 ml Gemüsebrühe
- 100 g Bio-Soja-Granulat
- 260 g Kidneybohnen (Dose oder Glas)
- 400 g stückige oder passierte Tomaten
- Pfeffer, Chili, Knoblauch- und Paprikapulver

Zubereitung

1. Soja-Granulat mit heißer Gemüsebrühe vermengen und quellen lassen.
2. In der Zwischenzeit Zwiebel und Karotte schälen und würfeln. Paprika klein schneiden.
3. Zwiebel in Öl andünsten. Danach Paprika und Karotte dazugeben.
4. Soja-Granulat ausdrücken, die Brühe in einer Schüssel auffangen. Soja-Schnetzel kurz mit dem Gemüse anbraten. Danach die Gemüsebrühe hinzugeben.
5. Kidneybohnen abtropfen, abspülen und in den Topf geben. Nun noch die Tomaten dazugeben.
6. Das Chili 10–15 Min. bei geringer Hitze köcheln lassen und würzen.

Tipp: Dazu schmecken (Vollkorn-)Brot, Hirse, Couscous oder ein frischer Salat. Statt Soja-Granulat kannst du weiße Bohnen verwenden.

Schoko-Nicecream

Zutaten für 2 Portionen

- 2 reife Bananen (kleingeschnitten und tiefgefroren)
- 2–3 EL ungesüßtes Kakaopulver
- optional Kakaonibs

Zubereitung

1. Gefrorene Bananenstücke leicht antauen lassen und zusammen mit dem Kakaopulver in einen Mixbehälter geben.
2. Nun alles mixen oder pürieren, bis eine einheitliche Konsistenz entstanden ist.

Variation: Bananen lassen sich auch mit Beeren zu einem köstlichen Eis verarbeiten!

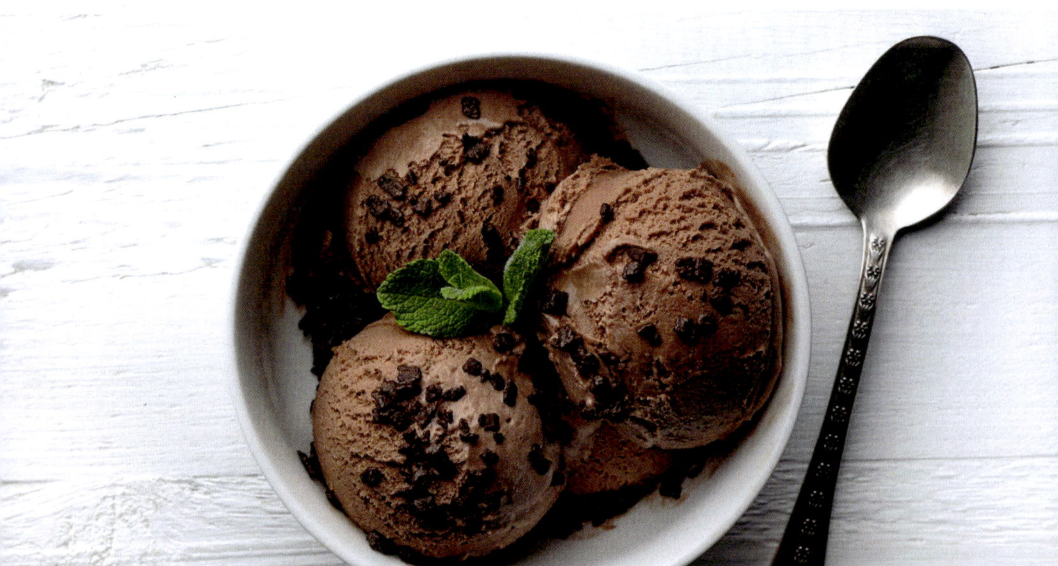

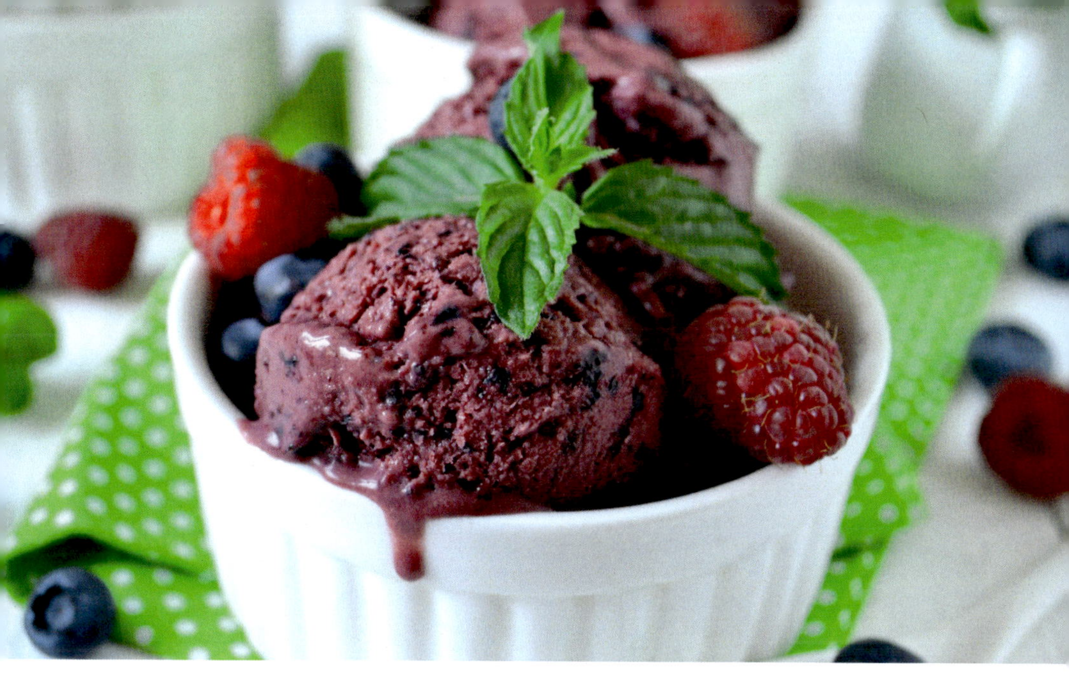

Beeren-Eiscreme

Zutaten für 2 Portionen

- 250 g tiefgefrorene Beeren (z. B. Erdbeeren oder Himbeeren)
- 1–2 EL Mandelmus

Zubereitung

1. Die Beeren leicht antauen lassen.
2. Alle Zutaten zu einer cremigen Masse pürieren oder mixen.

Tipp: Für zusätzliche Süße kannst du eine Dattel, Zartbitterschokoladenraspel oder ein anderes Süßungsmittel hinzugeben.
Variation: Das Eis schmeckt auch mit gefrorenen Mango-Stücken!

Joghurt-Dessert

Zutaten für 2 Portionen

- 200 g Natur- oder pflanzlicher Joghurt
- 150 g Beeren deiner Wahl (frisch oder gefroren)

Zubereitung

1. Gefrorene Beeren leicht antauen lassen.
2. Beeren und Joghurt in ein Gefäß geben und pürieren.

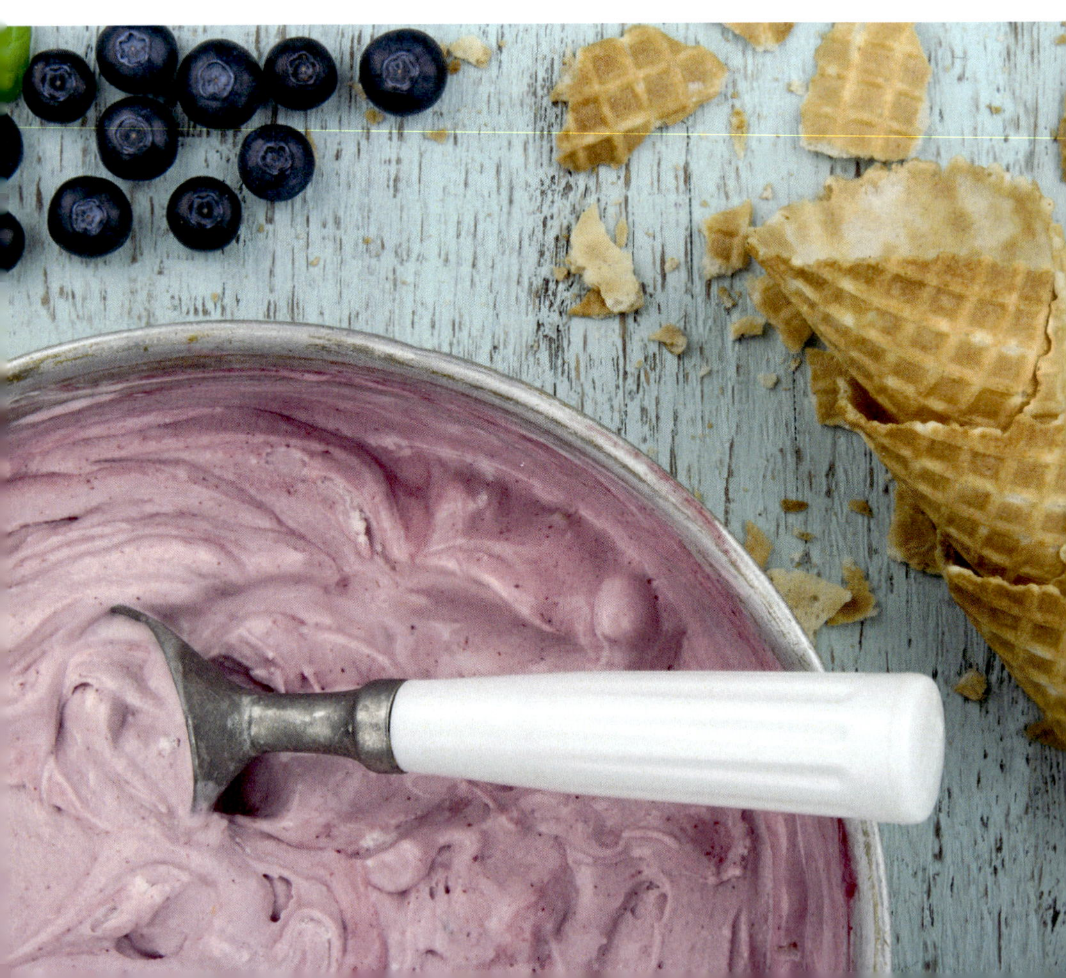

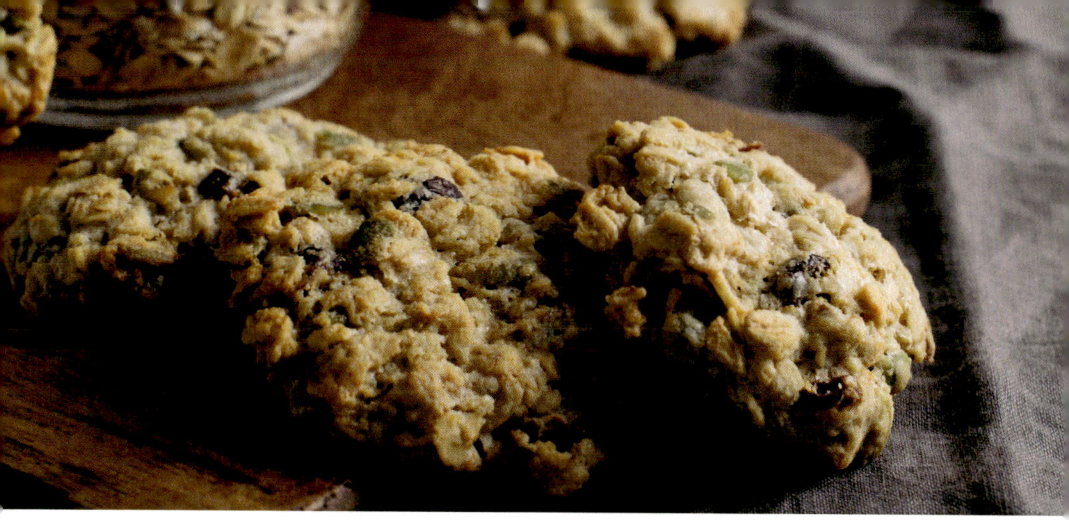

Haferkekse

Zutaten für ca. 16 Kekse

- 2 reife Bananen
- 200 g Haferflocken
- 3–4 EL getrocknete Früchte deiner Wahl
- optional: gehackte Nüsse, Schokodrops oder ungesüßtes Kakaopulver

Zubereitung

1. Früchte klein hacken. Die Bananen mit einer Gabel zerdrücken.
2. Alle Zutaten in einer Schüssel vermengen.
3. Kugeln formen und auf einem mit Backpapier ausgelegtem Blech platt drücken. Die Kekse im vorgeheizten Ofen bei 180°C Ober-/Unterhitze ca. 15 Min. backen.

Variationen: Haferkekse lassen sich auch mit Apfelmark, gemahlenen Mandeln und Kokosöl oder mit Nussmus herstellen. Statt Trockenfrüchten ist ein wenig Ahornsirup möglich. Probiere dich aus!

Schokoladen-Lebkuchen

Zutaten für 12 Stück

- 200 g gemahlene Mandeln
- 100 g Dinkelmehl
- 50 g gehackte Walnüsse oder Cashews
- 2–3 EL getrocknete Früchte (z. B. Äpfel und Rosinen)
- 50 g Kokosöl
- 100 ml Wasser
- optional 2 TL Lebkuchengewürz
- 12 Backoblaten (7 cm Ø)
- 50–100 g Zartbitterschokolade

Zubereitung

1. Die Trockenfrüchte und Nüsse grob hacken. Das Kokosöl im Wasserbad schmelzen.
2. Alle Zutaten außer Schokolade und Oblaten in eine Schüssel geben und zu einem dicken Teig vermischen.
3. Den Backofen auf 180°C Ober-/Unterhitze vorheizen. Den Lebkuchenteig auf den Oblaten verteilen. Auf einem Backblech ca. 30 Min. backen und anschließend abkühlen lassen.
4. Die Schokolade im Wasserbad schmelzen und die Lebkuchen damit bestreichen oder verzieren.

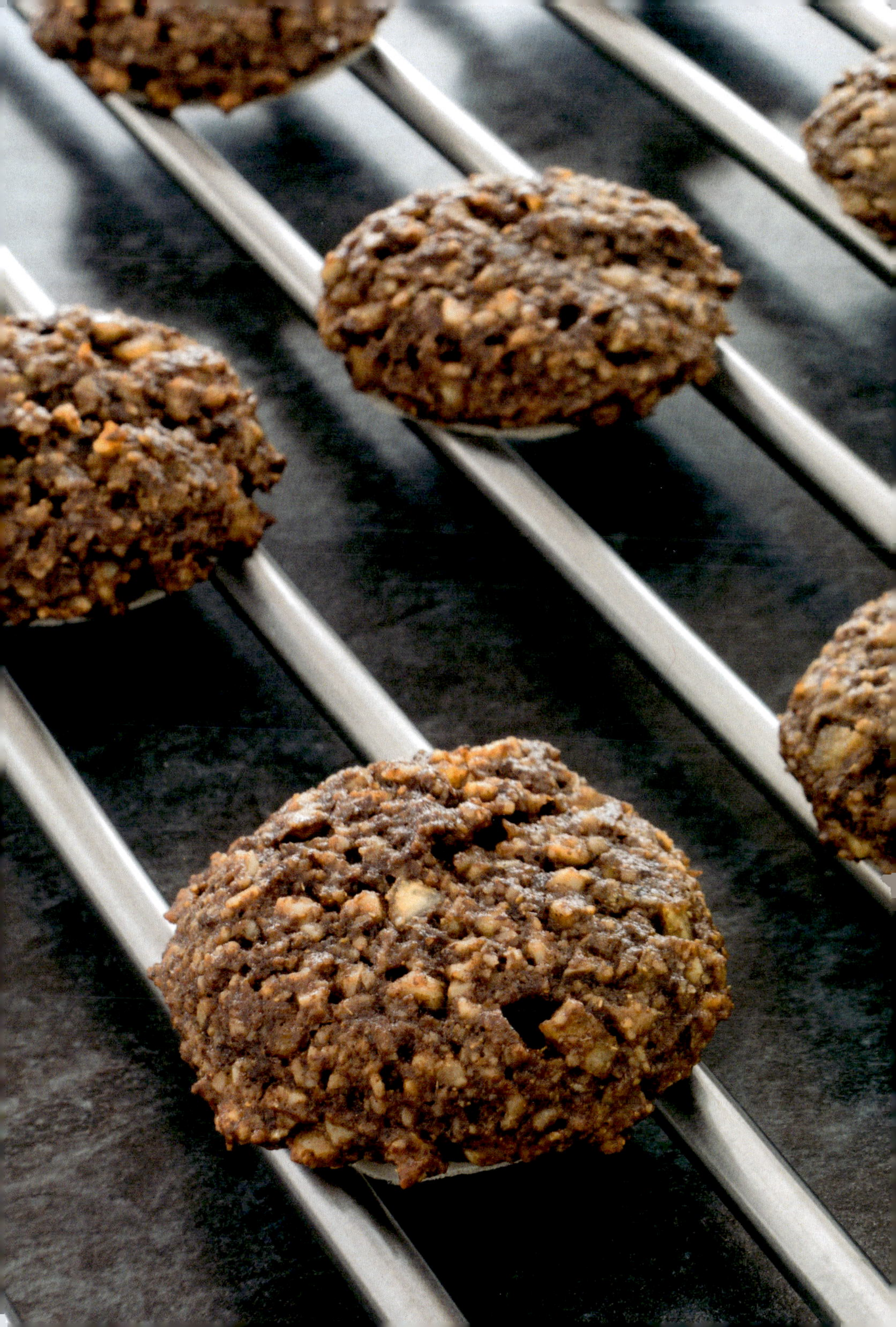

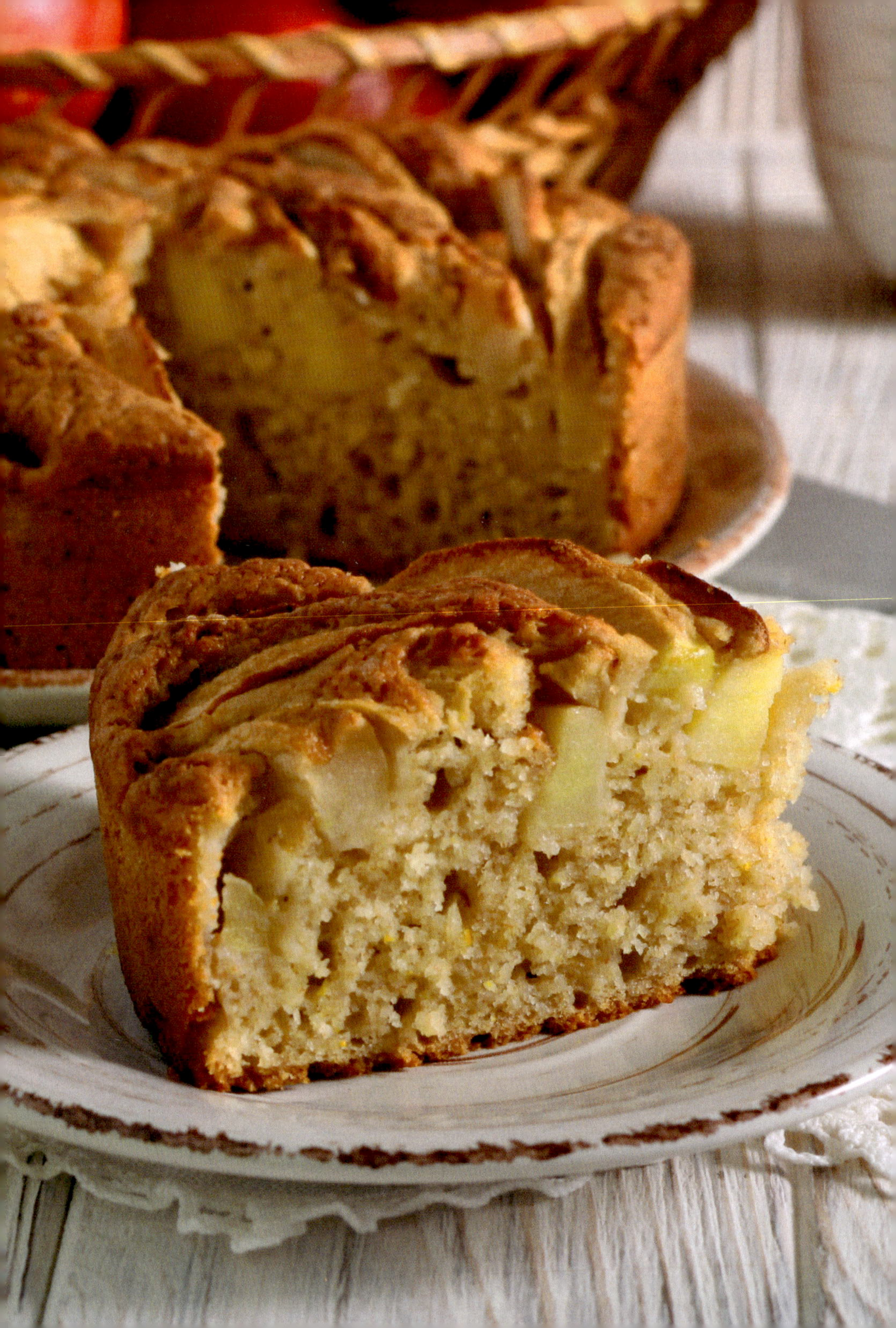

Veganer Apfelkuchen

Zutaten für eine Kuchenform (12 Stücke)

- 3–4 Äpfel
- 250 g (Dinkel-)Mehl, z. B. Type 1050
- 100 g gemahlene Mandeln
- 50 g Zucker oder Erythrit
- 1 Päckchen Vanillezucker
- 1 Päckchen Backpulver
- 1 Prise Salz
- 1 TL Zimt
- 150 ml Haferdrink
- 100 ml kohlensäurereiches Mineralwasser
- 80 ml Rapsöl
- optional Mandelblättchen

Zubereitung

1. Die Äpfel ggf. schälen und würfeln oder in Spalten schneiden.
2. Den Backofen auf 180 °C Ober-/Unterhitze vorheizen.
3. Mehl, gemahlene Mandeln, Zucker, Vanillezucker, Backpulver, Salz und Zimt in einer Schüssel vermengen.
4. Anschließend Pflanzenmilch, Öl und Mineralwasser hinzufügen. Alles mit einem Schneebesen gut, aber kurz verrühren.
5. Den Teig in eine gefettete Springform füllen. Die Apfelwürfel darauf verteilen und leicht eindrücken. Nach Belieben mit Mandelblättchen garnieren.
6. Den Kuchen auf mittlerer Schiene ca. 50 Min. backen.

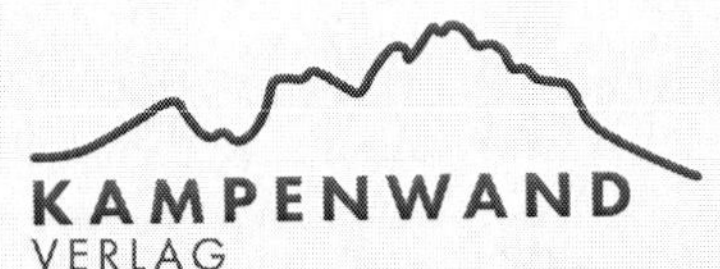
KAMPENWAND
VERLAG

Hat Ihnen das Buch gefallen?

Vielen Dank, dass Sie mein Buch gelesen haben. Ich hoffe sehr, dass ich Ihnen etwas mitgeben und Sie unterstützen konnte. Wenn es Ihnen gefallen hat, würde ich mich sehr freuen, wenn Sie ihm bei dem Online-Shop eine Bewertung geben, bei dem Sie es bestellt haben. Oder Sie schreiben bei einem Ihrer Lieblings-Buchportale eine Rezension.

Ihre Meinung zu meinem Buch ist mir sehr wichtig und eine kleine Anerkennung für meine Arbeit. Außerdem hilft es mir, neue Leser für meine Bücher zu finden.

Vielen Dank für Ihre Unterstützung!

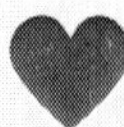

Quellen, Verweise und weiterführende Literatur

Quellen »Ernährung«

- e&m, Ernährung & Medizin, *Der Einfluss der Ernährung auf stille Entzündungen*. Georg Thieme Verlag KG Stuttgart, 4/2019
- e&m, Ernährung & Medizin, *Nahrung für unsere Darmbakterien*. Georg Thieme Verlag KG Stuttgart, 4/2019
- Höfler, Elisabeth und Sprengart, Petra, *Praktische Diätetik*. 2. Auflage, Wissenschaftliche Verlagsgesellschaft Stuttgart, 2018
- Knackpunkt, *Welche Rolle spielt eigentlich die Darmflora bei Übergewicht?* Verbraucherzentrale NRW e. V. Düsseldorf, 06/2014

Weiterführende Informationen rund um »Ernährung und Beratung«

- Bundeszentrum für Ernährung (BZfE): Informationen für Verbraucher rund um Ernährung, Lebensmittel und nachhaltigen Konsum. Bundesanstalt für Landwirtschaft und Ernährung (BLE), www.bzfe.de
- IN FORM, Deutschlands Initiative für gesunde Ernährung und mehr Bewegung: Wissen, Materialien, Rezepte. Bundesanstalt für Landwirtschaft und Ernährung (BLE), www.in-form.de
- 5 am Tag e. V., Kampagne 5 am Tag, www.5amtag.de
- Bundesweite Ernährungsberatung und -therapie, von Krankenkassen bezuschusst, persönlich, telefonisch oder digital: z. B. Ernährungstherapie.net, www.ernaehrungs-therapie.net

Verweise Experten »Gelebte Spiritualität«

- für einen glücklicheren Alltag: Claudia Engel, Podcast »*Glück in Worten*«
- für ein erfülltes Leben: Laura Malina Seiler, Podcast »*happy, holy & confident*«
- für ein erfolgreiches Business: Rafael Bettencourt, Podcast »*Quantum Business Flow*«
- speziell für Frauen: Julia Reinecke, Podcast »*Spiritual Woman – weibliche Spiritualität*«
- für ein authentisches und freies Leben: Eva Nitschinger, Podcast »*Selbstliebe & Vertrauen*«

Weiterführende Literatur

- Beerlandt, Christiane, *Der Schlüssel zur Selbstbefreiung: Enzyklopädie der Psychosomatik.* 12. Auflage, Verlag Beerlandt Publications BVBA, 2017
- Hertz, Sarah, Das Universum liefert immer zweimal - Manifestieren mit Energie nach dem Gesetz der Anziehung: Ein Kurs im Wunder machen & glücklich sein. Independently published, 2020
- Losier, Michael J., *Das Gesetz der Anziehung: Meister werden in der Kunst des Lebens.* Heyne Verlag, 2010

Zitatnachweis

- S. 7 und S. 103: www.aphorismen.de

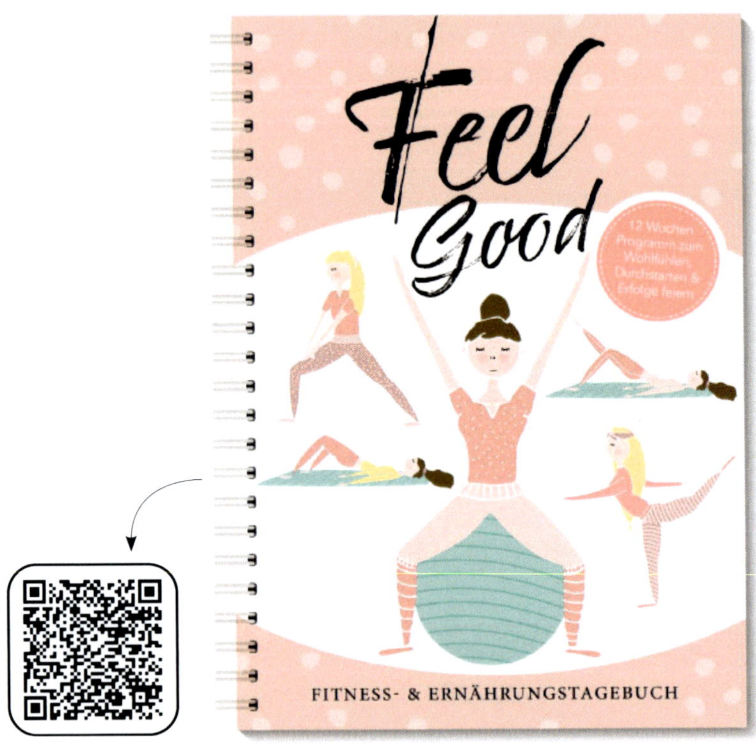

Feel Good

Trainingstagebuch & Ernährungsplaner

In deinem Fitness- und Ernährungstagebuch speziell für Frauen hast du genügend Platz, um deine 12 Wochen zu mehr Fitness und Gesundheit zu dokumentieren. Am Anfang kannst du dich wiegen und vermessen, um deine Anfangswerte mit denen nach 12 Wochen zu vergleichen.

ISBN: 978-3964438034

Ringbuch 132 Seiten, 12,85 €

www.kampenwand-verlag.de

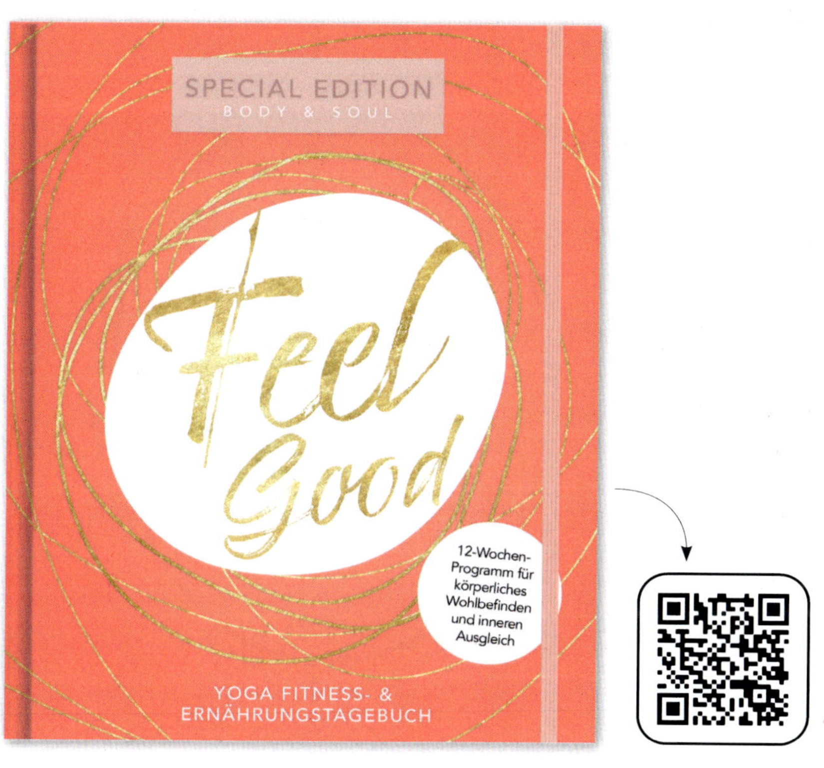

Feel Good

Yoga Fitness-Tagebuch & Ernährungstagebuch für Frauen

Körper und Geist bilden eine untrennbare Einheit. Ist beides im Lot, fühlen wir uns zufrieden, wohl und glücklich und sind in der Regel auch gesünder. Es ist also nicht nur wichtig körperlich gesund und fit zu sein, sondern auch seelischen Ausgleich zu finden und die Gedanken in eine positive und optimistische Richtung zu lenken. Dieses Buch soll dich zu beidem motivieren, aber auf keinen Fall Druck aufbauen oder dich unter Stress setzen.

ISBN: 978-3985950300
Hardcover 256 Seiten, 14,85 €
www.kampenwand-verlag.de